全国药学、中药学类专业实验实训"十三五"规划教材

总主编 张大方 朱俊义 张立祥 方成武 张震云 张彦文 马波

YAOWU HUAXUE SHIYAN CAOZUO JISHU

药物化学实验操作技术

刘文娟 康 浩◎主编

北京科学技术出版社

图书在版编目（CIP）数据

药物化学实验操作技术 / 刘文娟，康浩主编. —北京：北京科学技术出版社，
2016.8（2018.3重印）
（全国药学、中药学类专业实验实训"十三五"规划教材）
ISBN 978-7-5304-8333-6

Ⅰ. ①药… Ⅱ. ①刘… ②康… Ⅲ. ①药物化学—化学实验—医学院校—教材
Ⅳ. ① R914-33

中国版本图书馆 CIP 数据核字（2016）第 081325 号

药物化学实验操作技术

主　　编：刘文娟　康　浩
策划编辑：王　微
责任编辑：严　丹　张晓雪
责任校对：贾　荣
责任印制：李　茗
封面设计：昇一设计
版式设计：天露霖文化
出 版 人：曾庆宇
出版发行：北京科学技术出版社
社　　址：北京西直门南大街16号
邮政编码：100035
电话传真：0086-10-66135495（总编室）
　　　　　0086-10-66113227（发行部）　0086-10-66161952（发行部传真）
电子信箱：bjkj@bjkjpress.com
网　　址：www.bkydw.cn
经　　销：新华书店
印　　刷：三河市国新印装有限公司
开　　本：787mm×1092mm　1/16
字　　数：180千字
印　　张：9.5
版　　次：2016年8月第1版
印　　次：2018年3月第2次印刷
ISBN 978-7-5304-8333-6/ R · 2096

定　　价：29.00元

全国药学、中药学类专业实验实训"十三五"规划教材

总主编

张大方

教育部高等学校中药学类专业教学指导委员会　副主任委员

朱俊义

通化师范学院　副院长

张立祥

山东中医药高等专科学校　校长

方成武

亳州职业技术学院　院长

张震云

山西药科职业学院　院长

张彦文

天津医学高等专科学校　校长

马　波

安徽中医药高等专科学校　副校长

《药物化学实验操作技术》

编者名单

主　编　刘文娟　康　浩

副主编　刘雪坤　宁素云

编　者　（以姓氏笔画为序）

宁素云（山西药科职业学院）

曲婷丽（山西医科大学）

刘文娟（山西药科职业学院）

刘雪坤（通化师范学院）

张晓冲（安徽中医药高等专科学校）

党　莉（山西药科职业学院）

堵伟锋（安徽省食品药品检验研究院）

康　浩（安徽中医药高等专科学校）

总前言

　　为贯彻李克强总理在高等教育改革创新座谈会上的讲话精神和教育部有关高校实验教学改革的要求，即"注重增强学生实践能力，培育工匠精神，践行知行合一，多为学生提供动手机会，提高解决实际问题的能力"，满足培养应用型人才的迫切需求，解决目前国内尚无统一的、成体系的、符合当前实验实训教学改革要求的相关教材的问题，我们组织全国20余所院校、企业和医院的优秀教师、行业专家联合编写了这套"全国药学、中药学类专业实验实训'十三五'规划教材"，旨在打造一套紧跟国家教育教学改革发展方向，创新药学、中药学类专业实验实训教学方法的精品教材，从而为"十三五"期间落实国家以培养应用型人才为主的教育主导思想提供优秀的教育资源。

　　本套教材以基本技能与方法为主线，归纳每门课程的共性技术，以制定规范化操作为重点，将典型实验实训项目引入课程之中，这是本套教材改革创新点之一；将不同课程的重点内容纳入综合性实验与设计性实验，培养学生独立工作的能力与综合运用知识的能力，体现了"传承有特色，创新有基础，服务有能力"的人才培养要求，这是本套教材改革创新点之二；在专业课实验实训中设置了企业生产流程、在基础课中设置了科学研究案例，注重课堂教学与生产、科研相结合，提高人才培养质量，改变了以往学校学习与实际应用的脱节现象，这是本套教材改革创新点之三；注重培养学生综合素质，结合每门课程的特点，将实验实训中的应急处置纳入教材内容之中，提高学生的专业安全知识水平与应用能力，将实验实训后的清理工作与废弃物的处理列入章节，增强学生的责任意识与环保意识，这是本套教材改革创新点之四。

　　作为药学、中药学类专业实验实训的全国性规划教材，为了充分保证本套教材的创新性和权威性，我们遴选了国家示范院校及具有显著专业特色并处于国内领先水平的院校、企业、医院等单位的优秀教师和行业专家，组成了编写委员会。根据教学改革的需要，我们还将陆续组织相关单位联合编写具有创新价值的实验实训教材，以供全国药学、中药学、医学、护理等专业教育教学使用，同时也为相关企业和医院的从业人员提供参考用书。

北京科学技术出版社始终坚持"创新、精品"的教材出版理念，并将这种理念落实到严谨、高效的工作之中，感谢他们创新性、专业性的工作！各参编单位在本套教材的前期调研论证工作中给予了大力的支持，各位编者在教材的编写过程中做了大量开拓性的工作，在本套教材即将面世之际，特向他们表示衷心的感谢！

　　教学改革是一项长期的任务，尤其是实验实训教学，更需要在实践中不断探索。对本套教材编写中可能存在的缺点与不足，恳请各位读者在使用过程中提出宝贵意见和建议，以期不断完善。

张大方

2016 年 7 月

前　言

　　《药物化学实验操作技术》是"全国药学、中药学类专业实验实训'十三五'规划教材"之一。本教材以基本技能和基本方法为主线，突出基本实验实训的规范化操作及注意事项，旨在提高学生实验的综合能力和设计能力，充分体现了"以就业为导向、以全面素质为基础、以能力为本位"的现代教育思想，注重培养学生的综合职业能力、创新能力和实践能力。

　　本教材的内容包括上篇"药物化学实验实训基本技能"、中篇"综合性及设计性实验"、下篇"实践与应用"。上篇对药学类专业的无机化学实验实训、有机化学实验实训和药物化学实验实训课程进行了有机结合和系统整合，介绍了药物化学实验实训基本知识、药物化学实验实训基本技能及项目训练（药物化学实验实训基本操作技能、药物的理化性质实验、药物的变质实验、药物的处方配伍实验、药物的合成实训）等内容，注重学生基本技能的训练和培养，使学生正确熟练地使用常用仪器和设备，学会药物理化鉴别和合成的方法，养成认真观察实验现象和进行记录的好习惯，能正确处理实验实训结果，培养学生分析问题和解决问题的能力。中篇通过未知药物鉴别的综合性实验和药物合成的设计性实验，培养学生运用所学知识独立完成本课程单一实验设计和综合应用的能力，重点培养学生的创新能力。下篇列举了褪黑素受体激动剂（雷美替胺）、可逆型质子泵抑制剂（盐酸瑞伐拉赞）、血管紧张素Ⅱ受体拮抗剂（阿齐沙坦酯）的合成研究，使教学与科研相衔接，有利于开阔学生的思维、拓宽学生的知识面、提高学生的就业能力，为学生向更高层次的学习过渡奠定良好基础。

　　本教材根据药物化学实验的教学内容及企业中的工作任务设置内容，由教师与企业人员合作共同编写而成。教材内容充分体现了"理实一体化"，使学生能在"做中学、学中做"。本教材实训内容"及时化、情景化、职场化"，适应药品生产工、质检工等岗位的技能要求，突显了药物化学在药学类专业中的重要性。本教材主要作为药学及相关专业药物化学课程的实验实训教材，也可以作为药学、药品生产技术等专业的综合实验实训指导书。

　　本教材的编写得到了北京科学技术出版社的大力支持和各位编者的积极配合，在此表示衷心的感谢。由于编者水平有限，书中难免有不妥或疏漏之处，恳请有关专家和读者提出宝贵意见，以使本教材不断完善。

编者

2016 年 6 月

目　录

上篇 · 药物化学实验实训基本技能

中篇 · 综合性及设计性实验

第三章　科学研究的实验设计及要求

第四章　药物鉴别的综合性实验

第五章 药物合成的设计性实验

下篇 · 实践与应用

第六章 新药开发与研究

上　篇

药物化学实验实训基本技能

第一章 药物化学实验实训基本知识

第一节 药物化学实验实训须知

药物化学实验实训课程是药学类专业教学中的一个重要环节，通过实验实训可以训练学生实验实训基本技能、药物鉴别与合成技能、药物质量检验技能和药物理化配伍技能，培养学生分析问题和解决问题的能力。同时，药物化学实验实训也是培养学生良好的职业素养、严谨认真的科学态度的一个过程。

一、药物化学实验实训室操作守则

为了保证实验实训的安全操作和顺利进行，提高学生学习效率，节约实验实训耗材以及保持良好的实验实训环境，实验实训时必须遵守下列规则。

（一）实验实训准备

（1）认真阅读实验实训教材，了解实验实训室的安全守则及一些常用仪器设备的使用方法，了解所用药品和试剂的毒性、理化常数和相关性质，特别是了解危险化学药品使用与保存的一般知识，熟悉消防器材的放置地点和使用方法。

（2）充分预习实验实训内容，查阅有关手册和参考资料，记录各种药品、试剂和产品的理化常数，明确实验实训的目的、工作任务及基本原理、操作步骤及注意事项，做到心中有数，并写出预习报告。准备好实验实训记录报告本。

（二）实验实训过程

（1）遵守实验实训室的一切规章制度，穿好白大褂方可进入，遵守课堂纪律，不得旷课、迟到、早退和私自调课，服从实验实训指导教师的指导，有事先请假，不得无故擅自离开实验实训室。

（2）实验实训开始前，检查仪器种类与数量是否与需要相符，仪器是否完整无损、干净或干燥，装置是否正确稳妥，在指导教师检查并同意后方可开始进行实验实训。

（3）遵守课堂秩序，实验实训过程中要保持安静，严禁互相打闹和大声喧哗，不允许在实验实训室听耳机、打电话、玩手机、上网聊天，不得带入书报、体育用品等与实验实训无关的物品，严禁在实验实训室吸烟或饮食。

（4）集中注意力，严格遵守操作规程和实验实训步骤，认真操作，并注意关键控制点。使用不熟悉的仪器和药品之前，应查阅有关书籍或讲义，或请教指导教师。用于药物合成的仪器要安置有序，并正确加入反应原料，以免损坏仪器，浪费试剂，以致实验失败。实验实训中注意安全，预防安全事故的发生。如发生意外事故要镇静，及时采取应急措施，并立即报告指导教师处理。

（5）在实验实训过程中，应养成仔细观察、积极思考和及时记录实验实训现象的良好习惯。认真观察实验进行情况（如是否出现漏气、破裂等情况），在化学反应过程中不得擅自离开。凡与所用物料的质量、体积以及观察到的现象和温度等有关的数据，应及时准确地记录在记录本上，不得涂改，以便书写实验实训报告时对现象做出分析和解释，切不可结束后凭回忆补写记录。

（6）实验实训中所用药品和试剂，必须严格按规定量正确取用，做到节约药品和试剂，不得随意散失、遗弃；取出的药品和试剂，不可再倒回原瓶中；取用完毕，应立即盖上瓶塞，归还原处，以免试剂被污染或挥发。学生如果有新的见解和建议，需改变实训步骤或药品、试剂用量等，必须先征得指导教师同意后再实施。公用仪器、设备和材料使用后，应及时放回原处。对于特殊设备，应在指导教师示范后方可使用。实验所得产品应该回收。损坏仪器、设备应如实说明情况，填写损坏报告单。在实验实训中养成节约使用水、电、煤气及消耗性药品的好习惯。

（7）应始终保持实验实训室的整洁，实验实训时做到台面、地面、水槽和仪器整齐干净。不得随意丢弃纸屑、玻璃碴、反应残渣、火柴棒以及沸石等固体废弃物品，绝不能将固体废弃物品丢入水槽，以免堵塞；废酸和废碱以及使用过的有机溶剂，应倒入规定的废液缸，不得倒入水槽；对反应中产生的有害气体，要按规定处理。

（三）实验实训结束

（1）实验实训完毕，及时清洗仪器，将洗净的仪器放回指定位置。整理实验实训室的药品和试剂，对实验实训台面、地面进行清扫。协助指导教师整理公共器材，清理废弃物桶。检查并关好水、电、煤气和门窗。经指导教师检查并同意后方可离开实验实训室。

（2）实验实训结束后，对所得结果和数据及时进行整理、计算和分析，总结和讨论实验实训中的经验教训，认真写好实验实训报告，按时交给指导教师审阅。

二、药物化学实验实训室安全环保守则

（一）安全守则

药物化学实验实训室所用的药品，很多是有毒、易燃，具有腐蚀性、刺激性或爆炸性的物质，而化学反应需要使用各种热源、电源和玻璃仪器或其他设备，如操作不当便会造成火灾、爆炸、触电、割伤、烧伤和中毒等事故。为了预防和处理危险事故，应熟悉有关实验实训室安全的基本知识。

（1）实验前要认真预习实验内容，熟悉每个实验步骤中的安全操作规定和注意事项。

（2）进入实验实训室，应穿白大褂，应把长头发扎起来，严禁赤脚或穿镂空的鞋子（如凉鞋或拖鞋）进入实验实训室，在使用有毒、有刺激性、有腐蚀性的试剂进行实验时，必须戴上防护眼镜、口罩、耐酸碱手套或面罩。

（3）使用易燃、易爆试剂一定要远离火源。酒精灯用完后应用灯帽熄灭，切忌用嘴吹灭。点燃的火柴用后应立即熄灭，放进污物瓶里，不得乱扔。使用氢气时，要严禁烟火，点燃氢气前必须检查氢气的纯度。

知识链接——酒精灯的使用

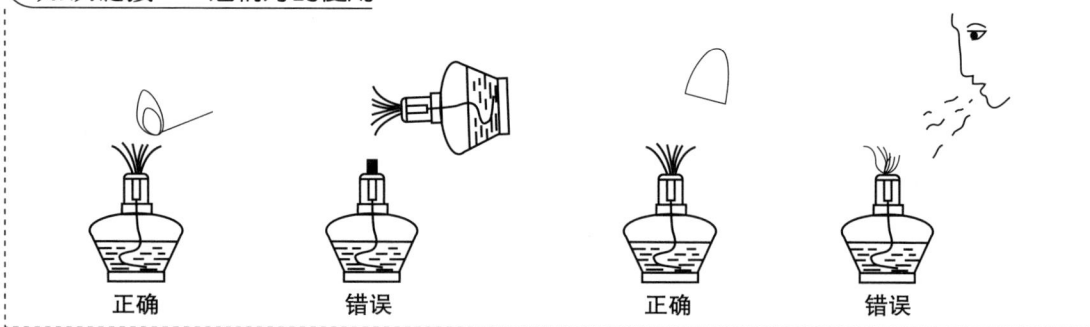

| 正确 | 错误 | 正确 | 错误 |

（4）加热或倾倒液体时，切勿俯视容器，以防液滴飞溅造成伤害。加热试管时，切勿将管口对着自己或他人，以免药品喷出伤人。嗅闻气体时，应保持一定的距离，不要俯向容器直接去嗅。遇到有毒和有恶臭气体的实验，应在通风橱内进行。

（5）取用药品要选用药匙等专用器具，不能用手直接拿取，防止药品接触皮肤造成伤害。未经许可，绝不允许将几种试剂或药品随意研磨或混合，以免发生爆炸、灼伤等意外事故。

（6）使用电器时，要正确操作，以免触电。使用玻璃仪器时，要按操作规程轻拿轻放，以免破损，造成伤害。使用打孔器或用小刀切割胶塞、胶管等材料时，要谨慎操作，以防割伤。

（7）严禁在实验实训室内饮食或把餐具带进实验实训室，更不能把实验实训器皿当作餐具，严防有毒药品和试剂入口或接触伤口。实验结束，应把手洗净再离开实验实训室。

（8）熟悉水阀、电源总开关、灭火器、沙箱或其他消防器材的位置，掌握正确使用方法，一旦发生火灾，应立即采取相应措施。

（二）环保守则

（1）废液应倒入指定的废液桶内，并贴上标签，集中处理，严禁将实验过程中所用的试剂和产生的废液直接排放到下水道。废液集中收集后由学校统一委托有专业资质的环保公司来处理。要求回收的试剂必须倒入指定的回收瓶中。

（2）固体废弃物如废渣和废纸等应分类别放入指定的回收桶内，严禁随意丢弃；其他杂物必须按规定放于指定地点。回收桶必须贴上标签、注明名称，防止因情况不明而处理不当，造成环境污染。如水银温度计破裂要及时向指导教师报告，并采取必要的措施。接触过有毒物质的器皿、滤纸、容器等要分类收集后集中处理。

（3）废气的处理必须在通风橱内进行，防止散逸到室内。排到室外的气体，必须符合排放标准，必要时要对废气吸收处理。

第二节　药物化学实验实训的安全及后期处理

一、实验实训事故的预防

（一）火灾的预防

（1）使用和处理易燃有机溶剂（如苯、乙醚、丙酮、石油醚、二硫化碳或乙醇等）时，应远离火源。蒸馏易燃的溶剂时，不能使用明火加热，切勿漏气，尾气的出口应远离火源，最好用橡皮管通往室外或将橡皮管插在水槽中的出水管内。在反应中添加或转移易燃有机溶剂时，应暂时熄火或远离火源。切勿用敞口容器存放、加热或挥发有机溶剂，因故离开实验室时，一定要关闭自来水和热源。

（2）回流或蒸馏溶液时，应加沸石以防溶液因过热暴沸而冲出。若在加热后发现未放沸石，则应停止加热，待稍冷后再补加，否则会导致液体突然沸腾，冲出容器外而引起火灾。冷凝水要保持通畅，若冷凝管忘记通水，大量废气来不及冷凝而逸出，也易造成火灾。不要用明火直接加热，而应根据液体沸点的高低使用油浴、水浴或电热套等。

（3）使用酒精灯时，应随用随点燃，不用时盖上灯罩，不要用已点燃的酒精灯去点燃别的酒精灯，以免酒精溢出而失火。金属钠应贮存于煤油或石蜡中，残渣不准乱丢。

（二）爆炸的预防

（1）常压蒸馏和回流装置不要形成密封体系，装置应有一定的出口与大气相通，否则会因回流或蒸馏系统内气压的增加而发生爆炸。减压蒸馏时，应使用耐压容器如圆底烧瓶或抽滤瓶做接收器，不可使用锥形瓶；减压蒸馏结束后，不能放气太快，以防压力计冲爆。高压操作时，应注意反应釜内压力有无超过安全负荷。

（2）使用易燃易爆气体（如氢气、乙炔等）时，要保持室内空气流通，严禁明火，防止一切火星的产生，避免可能由于敲击、鞋钉摩擦或电器开关等所产生的火花而引起爆炸。使用乙醚时，必须检查有无过氧化物的存在，如发现有过氧化物存在，应立即用硫酸亚铁除去过氧化物才能使用，同时应在通风较好的地方或通风橱内进行。

（3）对于易爆炸的固体如苦味酸金属盐、叠氮化合物、硝酸酯和多硝基化合物等，切勿重压或撞击，以免引起爆炸。其残渣不准乱丢，必须小心销毁。有些有机化合物遇到氧化剂时会发生猛烈的爆炸或燃烧，如乙醇和浓硝酸混合时，就会发生爆炸。存放药品时，应将氯酸钾、过氧化物、浓硝酸等氧化剂和有机试剂分开存放。

（三）中毒的预防

（1）使用有毒药品时应认真操作，妥善保管，不准乱放。实验中所用的剧毒物质应有专人负责收发，并向使用者提出必须遵守的操作规程。实验后的有毒残渣必须做有效而妥善的处理，不准乱丢。

（2）接触固体或液体有毒物质时，必须戴橡胶手套，用完药品随时盖上瓶盖，操作后立即洗手，切勿让有毒试剂（如氰化钠）沾及五官或伤口。不要品尝实验室的任何试剂。

（3）任何有毒、有腐蚀性、有刺激性或有恶臭气体的实验都应在通风橱内进行，实验使用后的器皿应及时清洗。在使用通风橱时，实验开始后不要把头部伸入橱内。

（四）烧伤和烫伤的预防

（1）加热或煮沸盛有液体的试管时，管口不要朝向自己或他人；在加热或反应进行过程中，不得接近试管口或烧瓶从上向下观察反应物。

（2）开启储有挥发性液体（如氨水）的试剂瓶和安瓿时，必须先充分冷却然后开启（开启安瓿时需用布包裹），开启时瓶口必须朝向无人处，以免由于液体喷溅而导致伤害。如遇瓶塞不易开启时，必须注意瓶内存储物的性质，切不可贸然用火加热或乱敲瓶塞等。

（3）稀释浓硫酸时，必须将浓硫酸缓缓地沿器壁注入水中，同时要搅动液体，以使热量及时扩散。切勿将水倾入酸中，以免水沸腾而使浓硫酸飞溅至皮肤和衣物上，导致严重的后果。

（五）触电的预防

使用电器时，先插上插头接通电源，再开启仪器开关；不能用湿手或手握湿的物体接触插头；为了防止触电，装置和设备的金属外壳等都应连接地线；实验结束后先切断电源，然后将电源插头拔下。

二、实验实训事故的处理与急救

（一）火灾的处理

如一旦发生火灾，应保持镇静，并立即采取相应措施，以减少事故损失。首先应立即熄灭附近所有火源（关闭煤气），切断电源，并移开附近的易燃物质，然后再灭火，以防止火势蔓延。

（1）当烧杯、蒸发皿或其他容器中的溶剂着火时，小火可用玻璃板、瓷板、石棉板或湿抹布覆盖，火较大时应根据具体情况采用灭火器材灭火。

（2）当洒在地板或桌面上的液体着火时，小火可应用湿抹布或干燥细沙盖灭，火较大时采用相应的灭火器材灭火。着火液体如为密度比水小的有机化合物（苯、石油醚等），切勿用水扑灭，否则会使火焰在水面蔓延，使燃烧面积扩大。

（3）当油类着火时，要用沙或灭火器材灭火，也可撒上干燥的固体碳酸氢钠粉末灭火。

（4）当电器着火时，先切断电源，然后用二氧化碳或四氯化碳灭火器灭火（注意四氯化碳蒸气有毒，在空气不流通的地方使用有危险）。不能用水或泡沫灭火器灭火，因为水导电，会使人触电甚至死亡。

> **知识链接——电器、衣服着火的处理操作**
>
>
>
> 电器着火，先关电源后灭火　　　　　衣服着火，躺在地上打滚灭火

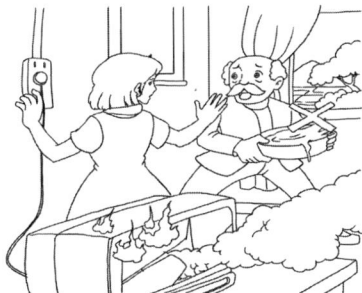

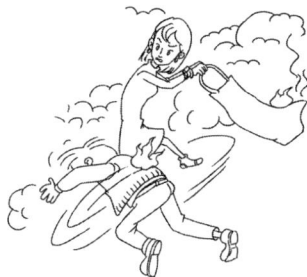

（5）当衣服着火时，切勿奔跑，小火可以小心地将衣服脱下把火熄灭或用石棉布覆盖着火处；较严重时应立即躺在地上打滚灭火或邻近实验人员可用厚的外衣、毛毡包裹使之隔绝空气而灭火。

（6）采用灭火器材灭火，应从火的四周开始向中心喷射灭火，把灭火器的喷出口对准火焰的底部。

（二）烧伤和烫伤的处理

（1）烫伤若为轻伤，涂玉树油或鞣酸油膏，也可涂苦味酸药膏或含有硼酸的凡士林；若为重伤，应先以消毒纱布贴敷后，立即送医院治疗。

（2）试剂灼伤皮肤。

1）酸灼伤皮肤，立即用大量水冲洗，然后用3%～5%碳酸氢钠溶液洗，最后用水冲洗。严重时要消毒，拭干后涂烫伤油膏。

2）碱灼伤皮肤，立即用大量水冲洗，再用1%～2%硼酸溶液或2%醋酸洗。最后用水冲洗，严重时要消毒，拭干后涂烫伤油膏。

3）溴灼伤皮肤，立即用大量水冲洗，再用酒精擦至无溴液存在为止，然后涂上甘油或烫伤油膏。

（3）试剂溅入眼内，要立即冲洗，然后送医院。

1）酸溅入眼内，立即用大量水冲洗，再用1%碳酸氢钠溶液洗，最后用水冲洗。

2）碱溅入眼内，立即用大量水冲洗，再用1%硼酸溶液洗，最后用水冲洗。

3）溴溅入眼内，立即用大量水冲洗，再用1%碳酸氢钠溶液洗，然后用1%硼酸溶液洗，最后用水冲洗。

（三）割伤的处理

取出伤口中的玻璃屑或固体物，用蒸馏水冲洗后，用碘伏消毒，用无菌纱布包扎或贴创可贴。大伤口则应按紧出血部位，防止大量出血，立即送医疗单位治疗。若是玻璃屑溅入眼内，用镊子取出碎玻璃屑，或用水冲洗，切勿用手揉。

（四）中毒的处理

（1）吸入气体毒物时，如有头昏、恶心等中毒症状，应立即到空气新鲜的地方休息，或他人也可将中毒者移至室外，解开上衣纽扣，以防衣领过紧影响呼吸。吸入少量氯气或溴，可用碳酸氢钠溶液漱口。如情况严重，送医疗单位急救。

（2）毒物溅入口中尚未咽下者应立即吐出，用大量水冲洗口腔；如已吞下，应根据毒物性质给予解毒剂，并立即送医疗单位治疗。

（3）腐蚀性毒物的处理方法如下。强酸中毒时，先饮大量水，然后服用氢氧化铝膏、蛋清；强碱中毒时，先饮大量水，然后服用醋酸、酸果汁、蛋清。不论酸或碱中毒都要再给以牛奶灌注，不要服用呕吐剂。

（4）刺激剂及神经性毒物的处理方法如下。先给牛奶或蛋清使之立即冲淡和缓和，再将硫酸镁（约30g）溶于一杯水中，服下以催吐。有时也可将手指伸入喉部促使呕吐，然后立即送医疗单位治疗。

（五）触电的处理

如遇有触电事故，首先应切断电源或用不导电的物体使触电者与电源隔离，然后对触电者进行人工呼吸，并立即送往医疗单位治疗。

三、化学试剂的存储及使用

（一）化学试剂的分类

化学试剂按状态可分为固体试剂、液体试剂；按用途可分为通用试剂、专用试剂；按类别可分为无机试剂、有机试剂；按性能可分为危险试剂、非危险试剂等。从试剂的存储和使用角度常按类别和性能两种方法对试剂进行分类。其中，危险试剂和非危险试剂又可做如下分类。

1.危险试剂　根据危险试剂的性质和存储要求分类如下。

（1）易燃试剂。指在空气中能够自燃或遇其他物质容易引起燃烧的化学物质。由于存在状态或引起燃烧的原因不同常常又可分为以下几类。①易自燃试剂，如黄磷等。②遇水燃烧试剂，如钾、钠、碳化钙等。③易燃液体试剂，如苯、汽油、乙醚等。④易燃固体试剂，如硫、红磷、铝粉等。

（2）易爆试剂。指受外力作用发生剧烈化学反应而引起燃烧、爆炸，同时能放出大量有害气体的化学物质，如氯酸钾等。

（3）毒害性试剂。指对生物以及环境有强烈毒害性的化学物质，如溴、甲醇、汞、三氧化二砷等。

（4）氧化性试剂。指对其他物质能起氧化作用而自身被还原的物质，如过氧化

知识链接——危险试剂的标识

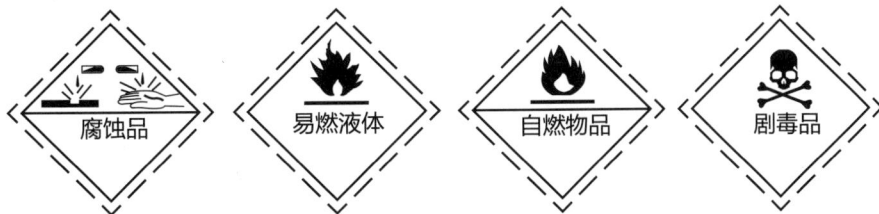

腐蚀品　　易燃液体　　自燃物品　　剧毒品

钠、高锰酸钾、重铬酸铵、硝酸铵等。

（5）腐蚀性试剂。指具有强烈腐蚀性，对人体和其他物品能因腐蚀作用造成破坏，甚至引起燃烧、爆炸或伤亡的化学物质，如强酸、强碱、无水氯化铝、甲醛、苯酚、过氧化氢等。

2. 非危险试剂　根据非危险试剂的性质和存储要求分类如下。

（1）遇光易变质的试剂。指受紫外光的影响，易引起试剂本身分解变质，或促使试剂与空气中的成分发生化学反应的物质，如硝酸、硝酸银、硫化铵、硫酸亚铁等。

（2）遇热易变质的试剂。这类试剂多为生物制品及不稳定的物质，在高温中可发生分解、发霉、发酵作用，有的在常温下也可发生，如硝酸铵、碳铵、琼脂等。

（3）易冻结试剂。这类试剂的熔点或凝固点都在气温变化范围内，当气温高于熔点，或低于凝固点时，则试剂由于熔化或凝固而发生体积的膨胀或收缩，易造成试剂瓶的炸裂，如冰醋酸、晶体硫酸钠、晶体碘酸钠及溴的水溶液等。

（4）易风化试剂。这类试剂本身含有一定比例的结晶水，通常为晶体。常温时在干燥的空气中（一般相对湿度在 70% 以下）可逐渐失去部分或全部结晶水而变成粉末。使用时不易掌控其含量，如结晶碳酸钠、结晶硫酸铝、结晶硫酸镁、胆矾、明矾等。

（5）易潮解试剂。这类试剂易吸收空气中的潮气（水分）而发生潮解、变质、外形改变、含量降低，甚至霉变等，如氯化铁、无水乙酸钠、甲基橙、琼脂、还原铁粉、铝银粉等。

（二）化学试剂的存储和使用方法

1. 易燃固体试剂　金属钠、钾应存放于装有无水煤油、液体石蜡或甲苯的广口瓶中，瓶口用塞子塞紧。若用软木塞，还需涂石蜡密封。取用时切勿与水或溶液接触，否则易引起火灾。取用方法与白磷相似。

2. 易挥发出有腐蚀性气体的试剂

（1）液溴。应将液溴贮存在密封的棕色磨口细口瓶内，为防止其扩散，一般要在溴的液面上加水起到封闭作用，且再将液溴的试剂瓶盖紧放于塑料筒中，置于阴凉不易碰翻处。取用时，要将胶头滴管伸入水面下液溴中，迅速吸取少量后，密封放还原处。

（2）浓氨水。将盖有塑料塞和螺旋盖的盛有浓氨水的棕色细口瓶贮放于阴凉处。使用时，开启浓氨水的瓶盖要十分小心。因瓶内气体压强较大，有可能冲出瓶口使氨液外溅，所以要用塑料薄膜等遮住瓶口，不要使瓶口朝向他人，再开启瓶塞。特别是气温较高的夏天，应先用冷水降温后再启用。

（3）浓盐酸。盛放于磨口细口瓶中，置于阴凉处，要远离浓氨水存放。取用或配制这类试剂的溶液时，若量较大，接触时间又较长，还应戴上防毒口罩。

3.**易燃液体试剂**　乙醇、乙醚、二硫化碳、苯、丙醇等是沸点很低、极易挥发又易燃的液体，故应盛于既有塑料塞又有螺旋盖的棕色细口瓶里，置于阴凉处。取用时勿近火源。其中二硫化碳水封保存，防止其挥发。在乙醚的试剂瓶中，加少量铜丝，防止其因变质而生成易爆的过氧化物。

4.**易升华的物质**　易升华的物质有多种，如碘、干冰、萘、蒽、苯甲酸等。其中碘升华后，其蒸气有腐蚀性，且有毒。所以这类固体物质均应存放于棕色广口瓶中，密封放置于阴凉处。

5.**剧毒试剂**　常见的剧毒试剂有氰化物、砷化物、汞化物、铅化物、可溶性钡化物以及汞、黄磷等。这类试剂要求与酸类物质隔离，置于干燥、阴凉处，专柜加锁。取用时应在指导教师的指导下进行。实验时取用少量汞时，可用拉成毛细管的滴管吸取，倘若不慎将汞溅落至地面时，可先用涂上盐酸的锌片去粘拾，汞可与锌形成锌汞齐，然后用盐酸或稀硫酸将锌溶解后，即可把汞回收。而残留在地面上的微量汞，应用硫黄粉逐一盖上或洒上氯化铁溶液将其除去，否则汞蒸气遗留在空气中将造成危害。

6.**易变质的试剂**

（1）固体烧碱。氢氧化钠极易潮解并可吸收空气中的二氧化碳而变质不能使用，所以应当保存在广口瓶或塑料瓶中，塞子涂石蜡密封。特别要注意避免使用玻璃塞子，以防黏结。氢氧化钾与此相同。

（2）碱石灰、生石灰、碳化钙（电石）、五氧化二磷、过氧化钠等。上述试剂都易与水蒸气或二氧化碳发生作用而变质，均应密封保存。特别是取用后，注意将瓶塞塞紧，放置干燥处。

（3）硫酸亚铁、亚硫酸钠、亚硝酸钠等。上述试剂具有较强的还原性，易被空气中的氧气等氧化而变质。要密封保存，并尽可能减少与空气的接触。

（4）过氧化氢、硝酸银、碘化钾、浓硝酸、亚铁盐、三氯甲烷（氯仿）、苯酚、苯胺等。这些试剂光照后会变质，有的还会放出有毒物质。上述试剂均应按其状态保存在不同的棕色试剂瓶中，且避免光线直射。

四、实验室废弃物的处理

（一）废气

少量有毒气体，可通过通风橱排出室外，被空气稀释。毒气量大时必须经过吸收处理后才能排出，二氧化硫等酸性气体可用碱液吸收。

（二）废液

1.无机酸类 将废液慢慢倒入过量的含碳酸钠或氢氧化钙的水溶液中，或用废碱互相中和，然后用大量水冲洗。

2.氢氧化钠、氨水 用 6mol/L 盐酸中和，然后用大量水冲洗。

3.汞废液 可先调节 pH 至 8 ~ 10，然后加入过量硫化钠，使其生成硫化汞沉淀，再加入硫酸亚铁作为共沉淀剂，硫酸亚铁将水中悬浮的硫化汞微粒吸附而共沉淀，排放清液，残渣集中处理。

4.铬废液 铬酸洗液如失效变绿，可用废铁屑将残留的 Cr^{6+} 还原为 Cr^{3+}，再用废碱液或石灰中和生成低毒的 $Cr(OH)_3$ 沉淀后集中处理。

5.铅废液 用生石灰将废液 pH 调至 8 ~ 10，使废液中 Pb^{2+} 生成 $Pb(OH)_2$ 沉淀，加入硫酸亚铁使其沉淀后集中处理。

6.酚废液 低浓度酚废液加入 14mol/L 次氯酸钠溶液可使酚氧化成二氧化碳和水。

7.氰废液 加入氢氧化钠调节 pH 至 10 以上，加入过量的 3% 高锰酸钾溶液，使 CN^- 氧化分解。

8.砷废液 在含砷废液中加入氢氧化钙，调节并控制 pH 为 8，生成砷酸钙、亚砷酸钙沉淀，也可将砷废液 pH 调节至 10 以上，加入硫化钠，与砷反应生成难溶、低毒的硫化物沉淀后集中处理。

9.含氟废液 加入生石灰生成氟化钙沉淀。

10.有机废液 尽量回收溶剂，反复使用。废液中的可燃性物质，用焚烧法处理。对难于燃烧的物质及可燃性物质的低浓度废液，则用溶剂萃取法、吸附法及氧化分解法处理。当废液中含有重金属时，要保管好焚烧残渣。但是，对于易被生物分解的物质（即通过微生物的作用而容易分解的物质），其稀溶液经用水稀释后，即可排放。

知识链接——废液收集桶

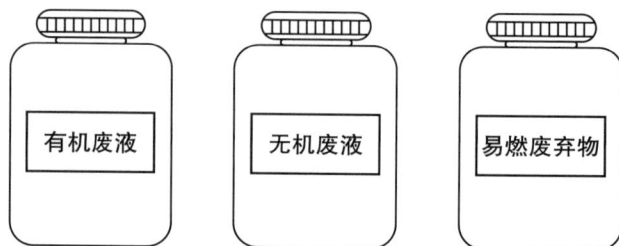

有机废液　无机废液　易燃废弃物

（三）废渣

1.金属汞 若不小心将金属汞散失在实验室里（如打碎压力计、温度计），必须立即用滴管收集起来，用甘油覆盖，洒落过汞的地面应撒上硫黄粉或喷洒药品如1%~1.5%的碘－碘化钾溶液、20%的三氯化铁溶液，使汞生成不挥发的难溶性盐，干后扫除。

2. 三氧化二砷　将剩余的三氧化二砷加入2mol/L盐酸中，反应生成无毒的三氯化砷。

3. 二氯化汞　将5mol/L硫酸加入剩余的二氯化汞（或溶液）中，生成硫酸汞和盐酸（注意在通风橱中进行），待反应完成后，再在反应液中加入铁，生成硫酸铁和汞，将汞回收即可。

4. 氰化钾　加过量的氢氧化钠溶液处理后，将废液倒入废液试剂瓶中集中处理。

五、实验仪器设备的用后处理

（一）恒温水浴锅

（1）每次使用完毕应将旋钮归零，切断电源，拔下插头。

（2）立即清洁仪器，将水浴锅的水放干净，用毛刷将水浴锅内的粗杂物刷掉，用水清洗干净。用细软布将水浴锅内外表面擦净、擦干，设备内表面应该无水珠存在，设备外表面应光亮干净、没有污迹。

（二）循环水真空泵

（1）使用完毕，先断开设备的橡皮管与本机抽气嘴，使泵与大气相通，再关闭电源，否则会将抽滤的液体吸入真空泵中而损坏真空泵。

（2）定期换水，清洗水箱，保持水质清洁。

（3）仪器放置于清洁、干燥、通风处，应避免振动。

（三）电子天平及干燥箱

称量完毕，及时打扫称量盘上下及各个角落，关闭侧门，盖上天平布，置于避光干燥处保存。干燥箱每次使用完毕后，将电源全部切断，并清洁箱内。

第三节　常用的化学试剂

一、常用化学试剂的分级

化学药品根据所含杂质数量的不同，分成若干等级。目前我国试剂的规格一般分为四个级别，级别序号越小，试剂纯度越高。具体情况见表1-1。

表1-1 我国化学试剂等级的划分

等级	名称	英文符号	适用范围	标签颜色
一级试剂	优级纯（保证试剂）	GR	纯度很高，用于精密分析工作和科学研究工作	绿色
二级试剂	分析纯（分析试剂）	AR	纯度仅次于一级试剂，用于一般定性定量分析工作和科学研究工作	红色
三级试剂	化学纯（化学纯试剂）	CP	纯度较二级试剂差些，适用于一般定性分析工作	蓝色
四级试剂	实验试剂	LR	纯度较低，适用于做实验辅助试剂及一般化学制备	黄色或棕色
	医用生物试剂	BR 或 CR		黄色或咖啡色
低于四级品的试剂	工业纯	TP	工业产品，也可用于一般的化学实验	

二、常用化学试剂的纯化

制备无水乙醇的方法很多，根据对无水乙醇质量的要求不同而选择不同的方法。

若制备98%～99%的乙醇，可采用下列方法。

（1）利用苯、水和乙醇形成低共沸混合物的性质，将苯加入乙醇中，进行分馏，在64.9℃时蒸出苯、水、乙醇的三元恒沸混合物，多余的苯在68.3℃与乙醇形成二元恒沸混合物被蒸出，最后蒸出乙醇。工业多采用此法。

（2）用生石灰脱水。于100ml 95%的乙醇中加入新鲜的块状生石灰20g，回流3~5小时，然后进行蒸馏。

若制备99%以上的乙醇，可采用下列方法。

（1）在100ml 99%的乙醇中，加入7g金属钠，待反应完毕，再加入27.5g邻苯二甲酸二乙酯或25g草酸二乙酯，回流2~3小时，然后进行蒸馏。金属钠虽能与乙醇中的水作用，产生氢气和氢氧化钠，但所生成的氢氧化钠又与乙醇发生平衡反应，因此单独使用金属钠不能完全除去乙醇中的水，须加入过量的高沸点酯，如邻苯二甲酸二乙酯与生成的氢氧化钠作用，抑制上述反应，从而达到进一步脱水的目的。

（2）在60ml 99%的乙醇中，加入5g镁和0.5g碘，待镁溶解生成醇镁后，再加入900ml 99%的乙醇，回流5小时后，蒸馏，可得到99.9%以上的乙醇。

由于乙醇具有非常强的吸湿性，所以在操作时，动作要迅速，尽量减少转移次数，以防止空气中的水分进入，同时所用仪器必须事先干燥好。

第四节　常用的仪器及实验装置

一、玻璃仪器

药物化学实验中常用的玻璃仪器主要包括普通玻璃仪器和标准磨口玻璃仪器。标准磨口玻璃仪器，均按国际通用的技术标准制造。仪器的每个部件在其磨口塞的上或下显示部位均具有烤印的白色标志标明规格。常用的规格编号有 10、12、14、16、19、24、29、34、40 等。

（一）烧瓶

1.圆底烧瓶（图 1-1A）　能耐热和承受反应物（或溶液）沸腾以后所发生的冲击震动。在有机化合物的合成和蒸馏实验中最常使用，也常用作减压蒸馏的接收器。

2.梨形烧瓶（图 1-1B）　性能和用途与圆底烧瓶相似。它的特点是在合成少量有机化合物时在烧瓶内保持较高的液面，蒸馏时残留在烧瓶中的液体少。

3.三口烧瓶（图 1-1C）　最常用于需要进行搅拌的实验中。中间瓶口装搅拌器，两个侧口装回流冷凝管和滴液漏斗或温度计等。

4.锥形烧瓶（图 1-1D）　常用于有机溶剂进行重结晶的操作，或有固体产物生成的合成实验中，因为生成的固体产物容易从锥形烧瓶中取出来。通常也用作常压蒸馏实验的接收器，但不能用作减压蒸馏实验的接收器。

5.二口烧瓶（图 1-1E）　常用作半微量、微量制备实验的反应瓶，中间口接回流冷凝管、微型蒸馏头、微型分馏头等，侧口接温度计、加料管等。

6.梨形三口烧瓶（图 1-1F）　用途似三口烧瓶，主要用作半微量、小量制备实验的反应瓶。

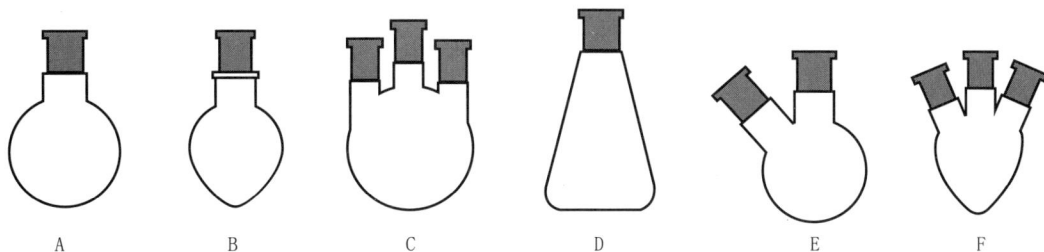

图 1-1　烧瓶

A. 圆底烧瓶　B. 梨形烧瓶　C. 三口烧瓶　D. 锥形烧瓶　E. 二口烧瓶　F. 梨形三口烧瓶

（二）冷凝管

1. 直形冷凝管（图 1-2A） 蒸馏物质的沸点在 140℃以下时，要在夹套内通水冷却；但超过 140℃时，冷凝管往往会在内管和外管的接合处炸裂。在微量合成实验中，将它用于加热回流装置上。

2. 空气冷凝管（图 1-2B） 当蒸馏物质的沸点高于 140℃时，常用它代替通冷却水的直形冷凝管。

3. 球形冷凝管（图 1-2C） 其内管的冷却面积较大，对蒸气的冷凝有较好的效果，适用于加热回流的实验。

4. 蛇形冷凝管（图 1-2D） 它的内芯管为螺旋形，增加了玻璃管的长度，冷却面积较球形更大。蒸馏时积留的蒸馏液更多，适合用作垂直式的连续长时间的蒸馏或回流装置。

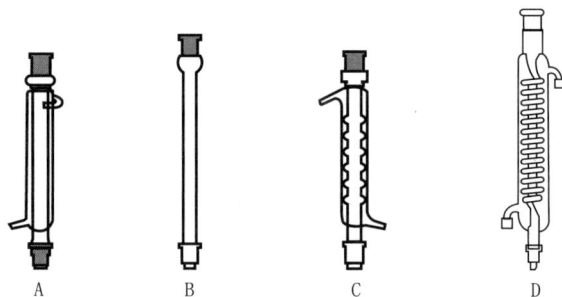

图 1-2 冷凝管

A. 直形冷凝管 B. 空气冷凝管 C. 球形冷凝管 D. 蛇形冷凝管

（三）漏斗

1. 长颈漏斗和带磨口漏斗（图 1-3A，1-3B） 在普通过滤时使用。

2. 分液漏斗（图 1-3C~1-3E） 用于液体的萃取、洗涤和分离，有时也可用于滴加试液。

3. 滴液漏斗（图 1-3F） 能把液体一滴一滴地加入反应器中，即使漏斗的下端浸没在液面下，也能够明显地看到滴加的快慢。

4. 恒压滴液漏斗（图 1-3G） 用于合成反应实验的液体加料操作，也可用于简单的连续萃取操作。

5. 保温漏斗（图 1-3H） 也称热滤漏斗，用于需要保温的过滤。它是在普通漏斗的外面装上一个铜质的外壳，外壳中间装水，用煤气灯加热侧面的支管，以保持所需要的温度。

6. 布氏漏斗（图 1-3I） 是瓷质的多孔板漏斗，在减压过滤时使用。

7. 小型玻璃多孔板漏斗（图 1-3J） 用于减压过滤少量物质。

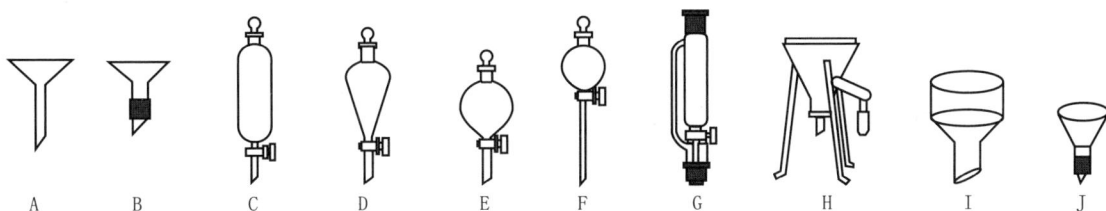

图1-3 漏斗

A. 长颈漏斗 B. 带磨口漏斗 C. 筒形分液漏斗 D. 梨形分液漏斗 E. 圆形分液漏斗
F. 滴液漏斗 G. 恒压滴液漏斗 H. 保温漏斗 I. 布氏漏斗 J. 小型玻璃多孔板漏斗

（四）常用的配件

以下配件多数用于各种仪器连接，见图1-4。

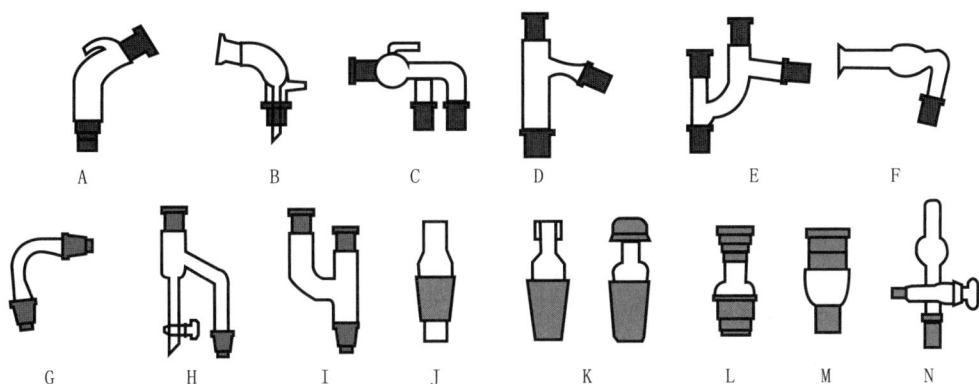

图1-4 常用的配件

A. 接引管 B. 真空接引管 C. 双头接引管 D. 蒸馏头 E. 克氏蒸馏头 F. 弯形干燥管 G. 75° 弯管 H. 分水器
I. 二口连接管 J. 搅拌套管 K. 螺口接头 L. 大小接头 M. 小大接头 N. 二通旋塞

二、分析仪器

（一）一般分析仪器

1. 电子天平　主要用于称量物体的质量。具有快速方便、智能化的特点，按精度可分为超微量电子天平、微量天平、半微量天平、常量电子天平和精密电子天平。

2. 折光仪　又称折射仪，是利用光线测试液体浓度的仪器，可测定折射率、双折射率等光性。折射率是物质的重要物理常数之一。许多纯物质都具有一定的折射率，物质中如含有其他杂质，则折射率将发生变化，出现偏差，杂质越多，偏差越大。通过对样品折射率的测量，可以确定其含量，鉴定未知物及研究分子结构。

3. 旋光仪　是测定物质旋光度的仪器。通过对样品旋光度的测量，可以分析确定物质的浓度、含量及纯度等，用于化验分析或过程质量控制。

4. 酸度计　是一种常用的仪器设备，主要用来精密测量液体介质的酸碱度值，配上相应的离子选择电极也可以测量离子电极电位的 mV 值。

5.黏度计　是测量流体黏度的物理分析仪器。黏度是流体物质的一种物理特性，它反映流体受外力作用时分子间呈现的内部摩擦力，物质的黏度与其化学成分密切相关。用于药物及中间体等黏度的测量。

（二）高端分析仪器

1.紫外吸收光谱仪（UV）　主要由光源、单色器、吸收池、检测器、数据处理及记录（计算机）等部分组成，在药物合成实验中用于鉴定官能团、测定分子结构、定性定量分析等。

2.红外吸收光谱仪（IR）　主要由光源、样品室、单色器、检测器、放大器以及数据处理及记录（计算机）等部分组成，在药物合成实验中用于结构测定及成分分析等。

3.高效液相色谱仪（HPLC）　主要由流动相储液瓶、输液泵、进样器、色谱柱、检测器和记录器组成，是目前应用最多的色谱分析仪器，主要用于分析某些高沸点、热不稳定、生理活性及大分子量物质。

4.气相色谱仪（GC）　主要由气源、控制计量装置、进样装置、恒温器、色谱柱、检定器和记录器组成，主要用于分离测定低沸点混合组分。

5.磁共振仪（NMR）　将含自旋量子数不为零的测试样品放在磁共振波谱仪磁铁两极之间的细长样品管内，样品管周围是射频项圈，连续改变射频的频率进行扫描，能量被样品吸收，使一部分核的自旋反转，发生能级跃迁，吸收的能量由射频接收器检测，经信号放大后形成磁共振谱图。主要用于化合物的结构分析。

6.质谱仪（MS）　根据带电粒子在电磁场中能够偏转的原理，按物质原子、分子或分子碎片的质量差异分离和检测物质组成的一类仪器。主要用于对混合物进行分离、鉴定和结构分析。

三、电子电器

（一）干燥电子电器

1.烘箱　一般使用恒温鼓风干燥箱。主要用于干燥玻璃仪器或烘干无腐蚀性、热稳定性较好的药品。

2.红外线灯　用于低沸点易燃液体的加热及少量样品的干燥。

3.电吹风　用于快速干燥玻璃仪器。

4.气流干燥器　用于不着急用的玻璃仪器的干燥。

（二）其他电子电器

1.调压变压器　是一种调节电压的仪器，实验室中主要通过调节电压来调节加热温度或电动搅拌器的搅拌速率等。

　　2. 循环水式多用真空泵　是一种减压或抽真空常用的仪器，实验室主要用于减压蒸馏和减压抽滤等。

　　3. 电动机械搅拌器　是一种电机驱动、机械传动的搅拌装置，通过电子变速器或外接调压变压器可任意调节搅拌速度。

　　4. 电动磁力搅拌器　是一种电机驱动、磁力传动的搅拌装置。通常实验室用的电动磁力搅拌器还带有加热装置，称为磁力加热搅拌仪。

四、实验装置

（一）加热装置

　　1. 酒精灯、煤气灯及电炉　用于直接加热，该种加热方式能快速地将反应物加热到较高的温度，具有升温速度快的优点，但是容易导致加热不均匀或局部过热引起化合物的部分分解，反应温度难以保持恒定。

　　2. 水浴锅　是实验室常用的间接加热装置，适宜于反应温度不超过 95℃的加热。

　　3. 电热套　是实验室常用的加热仪器，由无碱玻璃纤维和金属加热丝编制的半球形加热内套和控制电路组成，多用于玻璃容器的精确控温加热。具有升温快、温度高、操作简便、经久耐用的特点，是做精确控温加热实验最理想的仪器。

（二）反应装置

　　1. 回流冷凝装置（图 1-5）　图 1-5A 是最简单的回流冷凝装置。如果反应物怕受潮，可在冷凝管上端口上装接氯化钙干燥管来防止空气中的湿气侵入，见图 1-5B。如果反应中放出有害气体（如溴化氢），可加接气体吸收装置，见图 1-5C。

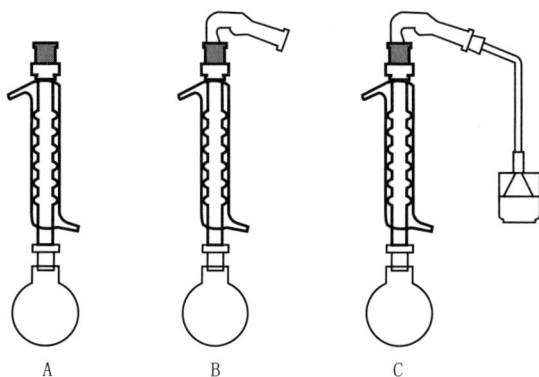

图 1-5　回流冷凝装置

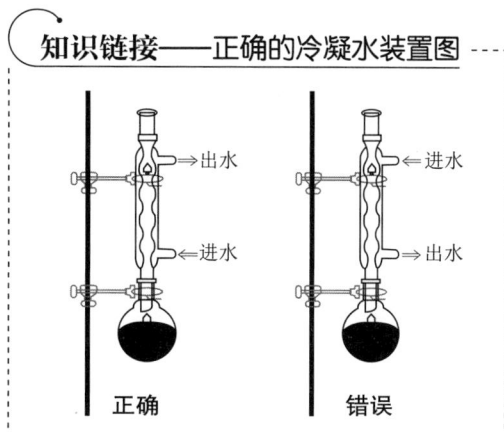

知识链接——正确的冷凝水装置图

2. 滴加回流冷凝装置（图 1-6）　有些反应进行剧烈，放热量大，如将反应物一次加入，会使反应失去控制；有些反应为了控制反应物的选择性，也不能将反应物一次加入。在这些情况下，可采用滴加回流冷凝装置，将试剂逐渐滴加进去。

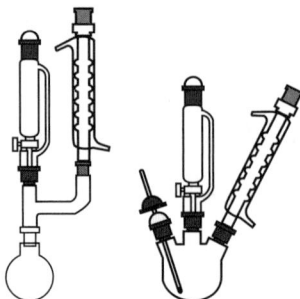

图 1-6　滴加回流冷凝装置

3. 回流分水反应装置（图 1-7）　在进行某些可逆平衡反应时，为了使正向反应进行到底，可将反应产物之一不断从反应混合物体系中除去，常采用回流分水装置除去生成的水。装置中有一个分水器，回流下来的蒸气冷凝液进入分水器，分层后，有机层自动被送回烧瓶，而生成的水可从分水器中放出去。

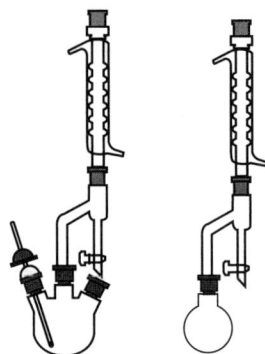

图 1-7　回流分水反应装置

4. 滴加蒸出反应装置（图 1-8）　有些有机反应需要一边滴加反应物一边将产物或产物之一蒸出反应体系，防止产物发生二次反应。蒸出产物能使可逆平衡反应进行到底，这时常用与图 1-8 类似的反应装置来进行这种操作。

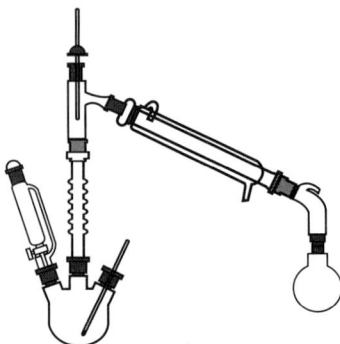

图 1-8　滴加蒸出反应装置

5.搅拌反应装置（图1-9）　在那些需要用较长时间进行搅拌的实验中，最好用电动搅拌器。电动搅拌的效率高，能节省人力，还可以缩短反应时间。图1-9是适合不同需要的机械搅拌装置。

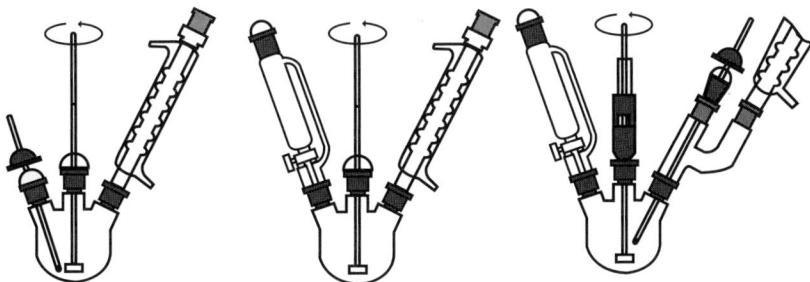

图1-9　搅拌反应装置

（三）仪器的连接、装配和拆卸

1.仪器的连接　药物化学合成实验中所用玻璃仪器间的连接一般采用两种形式，一种是靠塞子连接，一种是靠仪器本身的磨口连接。

（1）塞子连接。连接两件玻璃仪器的塞子有软木塞和橡皮塞两种。塞子应与仪器接口尺寸相匹配，一般以塞子的 1/2 ~ 2/3 插入仪器接口内为宜。塞子材质的选择取决于被处理物质的性质（如腐蚀性、溶解性等）和仪器的应用范围（如在低温还是高温，在常压下还是减压下操作）。塞子选定后，用适宜孔径的钻孔器钻孔，再将玻璃管等插入塞孔中，即可把仪器等连接起来。由于塞子钻孔费时间、塞子连接处易漏、通道细窄流体阻力大、塞子易被腐蚀而往往污染被处理物质等缺点，在大多数场合中塞子连接已被磨口连接所取代。

（2）标准磨口连接。除了少数玻璃仪器（如分液漏斗的旋塞和磨塞，其磨口部位是非标准磨口）外，绝大多数仪器上的磨口是标准磨口。我国标准磨口是采用国际通用技术标准，常用的是圆台形标准磨口。根据玻璃仪器容量大小及用途的不同，可采用不同尺寸的标准磨口。常用的标准磨口系列见表1-2。

表1-2　常用的磨口玻璃仪器规格

编号	10	12	14	16	19	24	29	34	40
大端直径/mm	10.0	12.5	14.5	16	18.8	24.0	29.2	34.5	40

编号的数值是磨口大端直径（用 mm 表示）圆整后的整数值。每件仪器上带内磨口还是外磨口取决于仪器的用途。带有相同标号的一对磨口可以互相严密连接。带有不同标号的一对磨口需要用一个大小接头或小大接头过渡才能紧密连接，见图1-4L，1-4M。常用标号和容量或长度表示仪器的规格。

使用标准磨口仪器时应注意以下事项。

1）必须保持磨口表面清洁，特别是不能沾有固体杂质，否则磨口不能紧密连接。硬质沙粒还会给磨口表面造成永久性的损伤，破坏磨口的严密性。

2）标准磨口仪器使用完毕必须立即拆卸、洗净，各个部件分开存放，否则磨口的连接处会发生黏结，难于拆开。非标准磨口部件（如滴液漏斗的旋塞）不能分开存放，应在磨口间夹上纸条以免日久黏结。

盐类或碱类溶液会渗入磨口连接处，蒸发后析出固体物质，易使磨口黏结，所以不宜用磨口仪器长期存放这些溶液。使用磨口装置处理这些溶液时，应在磨口处涂润滑剂。

3）在常压下使用时，磨口一般无须润滑以免污染反应物或产物。为防止黏结，也可在磨口靠大端的部位涂敷很少量的润滑脂（凡士林、真空活塞脂或硅脂）。如果要处理盐类溶液或强碱性物质，则应在磨口的全部表面涂上一薄层润滑脂。

减压蒸馏使用的磨口仪器必须涂润滑脂（真空活塞脂或硅脂）。在涂润滑脂之前，应将仪器洗刷干净，磨口表面一定要干燥。

从内磨口涂有润滑脂的仪器中倾出物料前，应先将磨口表面的润滑脂用有机溶剂擦拭干净（用脱脂棉或滤纸蘸石油醚、乙醚、丙酮等易挥发的有机溶剂），以免物料受到污染。

> **知识链接——如何拆开粘在一起的磨口玻璃仪器**
>
> 拆开方法有：①用有机溶剂浸润，用滴管向磨口处滴加少量有机溶剂，可以看到溶剂向连接处扩散，当整个磨口连接处都已经浸满溶剂后，再试着转动；②将粘住的玻璃仪器放入水中煮沸（连接处要浸入水中），然后取出转动；③把瓶口在桌子边上磕一磕，要注意力度，用劲太大瓶子容易碎；④把瓶子放在超声波清洗器里超声处理，边振边拧，慢慢就松了；⑤把粘住的容器，直接放入冰柜，冷冻一段时间，再拧开；⑥用电吹风吹热连接处后再转动；⑦对于粘住的方形玻璃塞子，可以加热后用布或纸裹住，用扳手拧开，用力要轻而均匀，还应切记磨口处不要涂凡士林；⑧标准磨口的玻璃仪器，被碱液腐蚀粘在一起，可用洗液泡粘在一起的部分大概 2～3 天，然后洗去洗液，放在水浴锅里加热后迅速放入冷水中，再用木制的东西轻轻敲打，就可能打开。

2. 仪器的装配　药物化学合成实验中一般使用同一标号的标准磨口仪器，组装起来非常方便，每件仪器的利用率高，互换性强，仪器装置的安装顺序一般为：以热源为准，从下到上，从左到右。

3. 仪器的拆卸　仪器装置操作后要及时拆卸。拆卸时，按与装配相反的顺序逐个拆除，后装配上的仪器先拆卸下来。

第五节　实验实训的基本程序

一、实验实训预习和记录

（一）实验实训预习要求

仔细阅读实验实训内容，明确目的，了解实验实训的操作方法及注意事项，按规定设计实验实训方案，阅读思考题，写出预习报告。

（二）实验实训预习报告

先看实验实训教材，再查阅文献，后写预习报告。实验实训预习报告包括实验实训目的和要求、反应原理和反应式、反应机制、实验实训操作步骤和方法、主要仪器装置的名称和性能、产物提纯的原理和方法、注意事项、可能出现的危险及处置方法等。同时还要了解反应中化学试剂的用量，要将化学试剂和溶剂的理化常数、溶液浓度和配制方法记录在预习本上，以便查询。编写简明的实验实训步骤，绘制流程图，列出问题与讨论内容。

（三）实验实训记录

实验实训记录要有专门的记录本，记录本的页码要连续。在实验实训过程中应将操作步骤、时间、观察到的现象、原始数据等均及时、准确、详细地写在记录本上。以上内容必须按其所对应的时间顺序记录，以保证实验实训记录的完整性、连续性和原始性。记录页面要整洁，用黑色碳素笔书写，有差错的记录只能打叉而不能涂掉。

二、实验实训报告

实验实训报告是总结实验实训操作过程的情况、分析实验实训中出现的问题和整理归纳实验实训结果中必不可少的环节。所有原始数据和观察到的现象均应写入报告，其具体内容包括如下两部分。

（一）性质实验报告

实验名称：实验题目。

实验人员：写明实验者姓名、专业、班级及同组实验者姓名等。

实验目的：写出本实验所要达到的教学目的。

实验原理：可以用方程式表达。

实验材料：包括原料、试剂、仪器。

实验步骤：采用表格、流程图、符号、文字等形式表示。

实验现象和数据记录：实验现象记录要准确，实验数据记录要正确。

实验结果：根据实验现象做出简明的解释和总结。

问题与讨论：回答书中列出的思考题，针对本实验中遇到的问题进行讨论和分析，并做出总结。

（二）合成实训报告

实训名称：实训题目。

实训人员：写明实训者姓名、专业、班级及同组实验者姓名等。

实训目的：写出本实训所要达到的教学目的。

实训原理：实训的理论依据，可以用方程式表达。

实训材料：包括药品、试剂、器材。写出主要试剂的用量及规格，主要试剂、中间物和产物的物理常数。

实训装置：写出实训所用仪器设备的规格和数量，同时要画出实训装置图。

实训步骤：写出详细的实训步骤和操作方法，同时指出实训现象、操作特点及注意事项。

实训记录：以表格或其他格式记录原始数据、实训现象等，如产品外观质量。

实训结果：包括产物的物理状态等，计算产率、分析结果，以表格、计算式、图等形式表达。

问题与讨论：回答书中列出的思考题，针对本实训中遇到的问题进行讨论和分析，并做出总结。

第二章 药物化学实验实训基本技能及项目训练

第一节 药物化学实验实训基本操作技能

一、药品与试剂的取用及称量

（一）取用原则

1. 安全性原则 ①不允许用手直接接触药品与化学试剂。②不允许将鼻子凑近闻化学试剂的气味。③不允许口尝化学试剂的味道。

2. 节约性原则 严格按照实验规定用量取用试剂。如果没有说明用量，一般应按最少量取用，液体为 1 ~ 2ml，固体只需要盖过试管底部。

3. 保纯性原则 实验用剩的试剂一般不能放回原试剂瓶，以防瓶中试剂被污染。

（二）取用方法

1. 固体药品与试剂的取用 ①粉末状或细小颗粒药品用药匙或纸槽取用，操作要领为"一斜、二送、三直立"。②块状固体用镊子取用，操作要领为"一横、二放、三慢竖"。用后的药匙或镊子应立即擦洗干净，以便再用，否则会导致试剂交叉污染。

2. 液体药品与试剂的取用 ①取用量较多时，可直接倾倒。先取下瓶塞倒放在桌面上（以免药品被污染），一手握瓶，标签朝向手心（以免残留液流下而腐蚀标签），一手斜握容器，使瓶口与容器口紧靠，缓缓倒入，取出所需量后，将试剂瓶口在容器上靠一下，再逐渐竖起瓶子，以免遗留在瓶口的液滴流到瓶的外壁，盖上瓶盖，标签向外，放回原处。②取用量少时，可用胶头滴管。从滴瓶中取用试剂时，要先提起滴管，使管口离开液面，用手指紧捏上部的橡胶头，以赶出管中的空气。然后，把滴管伸入试剂中，放开手指吸入试剂。再提起滴管，用无名指和中指夹着滴管，将它悬空在接收器的上方，用拇指和示指挤捏橡胶头，使试剂滴入接收器中。③定量取用液体时，用量筒或者移液管量取。

知识链接——滴管使用的注意事项

①滴入试剂时，滴管要保持垂直、悬于容器口上方滴加。②使用过程中，始终保持橡胶头在上，不能倒置或横放，以免胶头被试剂腐蚀。③滴管用毕，不应将滴管中剩余的试剂滴入滴瓶中，不能捏着胶头将滴管放回滴瓶，以免滴管中的试剂滴出。④使用胶头滴管时千万不能伸入容器中或与器壁接触，以免接触器壁而污染药品或造成滴管头破裂。

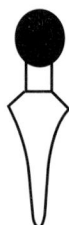 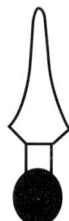

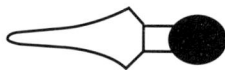

正确　　　　　　　错误　　　　　　　错误

（三）称量

托盘天平和电子天平是实验室常用的称量仪器，托盘天平一般用于粗略称量，而电子天平多用于精密称定。

1. 托盘天平的操作要点　①称量前把游码拨回零刻度，调节螺母，使天平平衡。②右盘放砝码，左盘放称量物，称量物不能直接放在托盘中，应视情况放于纸、表面皿上或其他容器中。称量一定量的药品时，先加定量的砝码，后放称量物；称量未知质量的药品时，先放称量物，后加砝码。③用镊子夹取砝码，先加质量大的砝码，再加质量小的砝码，必要时最后移动游码，直至天平平衡。准确计数后，将砝码放回砝码盒中，游码拨到标尺的零刻度处。④移去被称量物，使天平恢复原状并注意保持整洁。

2. 电子天平的操作要点　①调水平。天平开机前，应观察天平后部水平仪内的水泡是否位于圆环的中央，如未在中央可通过天平的地脚螺栓调节，左旋升高，右旋下降。②预热。天平在初次接通电源或长时间断电后再开机时，需要预热30分钟以上。③称量。按下 ON/OFF 键，接通显示器，当显示器显示零时，自检过程结束，可进行称量；放置称量纸，按 Tare 键去皮，待显示器显示零时，在称量纸上加所要称量的药品进行称量；称量完毕，取出称量物，按 ON/OFF 键，关闭显示器。

二、玻璃仪器的洗涤与干燥

在药物化学实验中经常会使用到各种玻璃仪器，而玻璃仪器是否清洁干燥，会影响到整个实验的结果。因此，实验前需要对所用的玻璃仪器进行洗涤与干燥。

（一）洗涤

1.洗涤一般步骤 ①倾尽仪器内原有的物质。②用水或者其他适宜的洗涤液洗涤。③用蒸馏水淋洗2～3次。

2.常用的洗涤液

（1）水。水是用量最大的天然洗涤剂，但只能洗去可溶于水的污物，而不能溶于水的污物，需先用其他方法处理后再用水清洗。洁净要求较高的仪器，清水洗过后，还需再用蒸馏水洗。

（2）肥皂、洗衣粉及其他合成洗涤剂。肥皂、洗衣粉及其他合成洗涤剂是很好的去污剂，可以洗去仪器表面的油脂类物质。

（3）铬酸洗液。铬酸洗液是强氧化剂，去污能力很强，但在玻璃仪器上当沾有油脂、凡士林和石蜡时，用该洗涤液无效。同时沾有钡盐的玻璃仪器也不宜用铬酸洗液，因为铬酸洗液可与钡盐起作用形成铬酸钡，附着在玻璃仪器上，很难洗去。玻璃仪器如带有较多的还原性物质，要先用水洗过后再用铬酸洗液洗，否则洗涤液的去污能力会很快降低。铬酸洗液的腐蚀性很强，溅到桌、椅上时应立即用水洗去，并用湿布擦净。沾到皮肤和衣物上时应立即用水洗，再用苏打水（碳酸氢钠）或氨水冲洗。

（4）高锰酸钾溶液。高锰酸钾溶液是很好的洗涤液，特别是在加酸和加热的情况下，它的氧化和去污能力更强。一般使用的是5%的高锰酸钾溶液。使用的方法是将高锰酸钾溶液加在需要洗涤的仪器中，加入少许浓硫酸（100ml溶液加浓硫酸3～5ml），可加热至50～60℃。但需注意不能用盐酸代替硫酸，因为盐酸在高锰酸钾溶液中会分解产生有毒的氯气。玻璃仪器经高锰酸钾溶液洗涤后，必须用水冲洗干净，有时仪器上会残留一层褐色物质，可用硫酸酸化的5%草酸溶液洗去。

（5）酸和碱。玻璃仪器上沾有煤膏和树脂等物质，可用浓硫酸或40%氢氧化钠溶液使它们溶解，处理时间为5～10分钟。浓盐酸（工业用）可洗去水垢和某些无机盐沉淀。

（6）有机溶剂。脂类、树脂和其他可溶于有机溶剂的物质，可用乙醚、丙酮、酒精、石油醚、苯、二甲苯、松节油及四氯化碳等有机溶剂洗去。二甲苯可洗脱油漆的污垢。

（7）乙二胺四乙酸二钠（EDTA-2Na）溶液。5%～10%乙二胺四乙酸二钠（EDTA-2Na）溶液加热煮沸可洗脱玻璃仪器内壁的白色沉淀物。

总之，洗涤液的种类很多，可以根据要求，选择经济而有效的洗涤液。一般实验室用得最多的是肥皂（包括洗衣粉及其他合成洗涤剂）和铬酸洗涤液，这两种洗涤剂可以解决大部分仪器的洗涤问题。

3. 实际应用举例

（1）新玻璃仪器。新购的玻璃仪器表面常附着有游离的碱性物质，可先用 0.5% 的去污剂刷洗，再用自来水洗净，然后浸泡在 1%～2% 盐酸中过夜（不可少于 4 小时），再用自来水冲洗，最后用去离子水冲洗 2～3 次，干燥备用。

（2）使用过的玻璃仪器。①一般玻璃仪器，如试管、烧杯、锥形瓶、烧瓶等，先用自来水刷洗，后用洗衣粉或者其他合成洗涤剂刷洗，再用自来水反复冲洗，最后用蒸馏水淋洗 2～3 次，干燥备用。②容量分析仪器，如容量瓶、滴定管等，先用自来水冲洗，待沥干后，再用铬酸洗液浸泡数小时，然后再用自来水充分冲洗，最后用蒸馏水淋洗 2～3 次，干燥备用。

（二）干燥

1. 晾干　不急用的玻璃仪器，可在纯水刷洗后倒置在无尘处，然后自然干燥。一般把玻璃仪器倒放在玻璃柜中。

2. 烘干　洗净的玻璃仪器尽量倒净其中的纯化水，放在带鼓风机的电烘箱中烘干。烘箱温度在 105～120℃，保温约 1 小时。组合玻璃仪器需要分开后烘干，以免因膨胀系数不同而烘裂。砂芯玻璃滤器及厚壁玻璃仪器烘干时须慢慢升温且温度不可过高，以免烘裂。玻璃量器的烘干温度也不宜过高，以免引起体积变化。

3. 吹干　体积小又急需干燥的玻璃仪器，可用电吹风机吹干。先把少量乙醇、丙酮或乙醚倒入仪器中将其润湿，倒出并流净溶剂后，再用电吹风机吹，开始用冷风、然后用热风把玻璃仪器吹干。

三、常用试液的配制

（一）配制依据

（1）2015 年版《中华人民共和国药典》附录。

（2）相应检验操作规程中的配制方法。

（3）其他法定标准和参考手册。

（二）配制过程

1. 选取配制所需溶质、溶剂和调节试剂　确认所使用的试剂、试药的名称、规格与配制规程要求的一致，试剂外观符合要求并在规定的使用期限内。

2. 称量　①称量过程应严格执行称量规定，固体试剂称量时注意精确度和准确度要求（例如称取 1.0g 氯化钠，称量范围应为 0.95～1.05g），在称量时应避免试剂受潮，液体试剂称量可以使用液体称量瓶。②固体试剂如有前处理要求应以适当的方法进行，以确保干燥，使称量准确，液体试剂在必要时可进行过滤、抽滤或加热等操作。③称样量极少并且对实验影响显著的溶质，在称量时按减量法操作。

3. 液体试剂的量取　液体试剂的量取主要使用不同规格的移液管、刻度吸量管、微量注射器、滴管和量筒等，所有玻璃器皿应洁净无损。

4. 溶解与稀释　①溶解。溶质在溶剂中的溶解过程通常需搅拌或摇匀，按规定方法进行加热溶解，加热时必须搅拌以避免受热不均匀而暴沸溅出。难溶物质可进行超声波粉碎溶解。②稀释。稀释操作可在容量瓶或量筒中进行，用适当的溶剂稀释至刻度，摇匀，除另有规定外，以纯化水为溶剂。

5. 保存　配制完成后，将试液转移至试剂瓶中，贴上标签。避免受热和阳光直射，需避光的试剂置棕色试剂瓶中，需低温保存的试剂置冰箱中。

（三）试剂和试药要求

1. 标定标准液或滴定液　用基准试液对标准液或滴定液进行标定。

2. 配制标准液或滴定液　一般可以采用分析纯试剂或化学纯试剂配制标准液或滴定液。

3. 一般定性鉴别、杂质检查用的试液　采用分析纯试剂或化学纯试剂做一般定性鉴别、杂质检查用的试液。

4. 制备用试剂　采用化学纯试剂或实验试剂做制备用试液。

（四）常用试液的配制

1. 氨试液　用量筒或量杯量取浓氨溶液 400ml，置 1000ml 容量瓶中，加水稀释成 1000ml 溶液，即得。

2. 氨制硝酸银试液　用分析天平或电子天平称取硝酸银 1g，置干燥洁净的 100ml 烧杯中，加水 20 ml，搅拌、溶解后，滴加氨试液，随加随搅拌，至初起的沉淀将近全溶，滤过，即得。

3. 10% 变色酸钠溶液　用分析天平或电子天平称取变色酸钠 10mg，置干燥洁净的 100ml 烧杯中，加水 100ml 使溶解，即得。

4. 重铬酸钾试液　用分析天平或电子天平称取重铬酸钾 7.5g，置干燥洁净的 150ml 烧杯中，加水 100ml 使溶解，即得。

5. 次溴酸钠试液　用分析天平或电子天平称取氢氧化钠 20g，置干燥洁净的 100ml 烧杯中，加水 75ml，搅拌、溶解后，加溴 5ml，摇匀，转移至 100ml 容量瓶中，再加水稀释成 100ml 溶液，即得。本试液应临用新制。

6. 醋酸铵试液　用分析天平或电子天平称取醋酸铵 10g，置干燥洁净的 100ml 烧杯中, 加适当的水, 搅拌使其全部溶解, 转移至 100ml 容量瓶中, 再加水稀释成 100ml 溶液, 即得。

7. 醋酸钠试液　用分析天平或电子天平称取醋酸钠结晶 13.6g, 置干燥洁净的 100ml 烧杯中, 加适当的水, 搅拌使其全部溶解, 转移至 100ml 容量瓶中, 再加水稀释成 100ml 溶液, 即得。

8. 对二甲氨基苯甲醛试液　量取水 35ml, 置干燥洁净的 100ml 烧杯中, 加无氮硫酸 65ml, 混匀, 放冷, 备用; 用分析天平或电子天平称取对二甲氨基苯甲醛 0.125g, 置干燥洁净的 150ml 烧杯中, 加 65ml 无氮硫酸与 35ml 水的冷混合液, 搅拌, 溶解后, 转移至 100ml 容量瓶中, 加三氯化铁试液 0.05ml, 摇匀, 即得。本液配制后在 7 日内使用。

9. 碘试液　用分析天平或电子天平称取碘 13g、碘化钾 36g, 置干燥洁净的 100ml 烧杯中, 加水 50ml, 搅拌, 加盐酸 3 滴, 转移至 1000ml 容量瓶中, 再加水稀释成 1000ml 溶液, 摇匀, 用垂熔玻璃滤器滤过, 即得。

10. 碘化铋钾试液　用分析天平或电子天平称取次硝酸铋（碱式硝酸铋）0.85g, 置干燥洁净的 100ml 烧杯中, 加冰醋酸 10ml 与水 40ml 搅拌, 溶解, 加碘化钾溶液（4→10）20ml, 摇匀, 即得。

11. 碘化汞钾试液　用分析天平或电子天平称取二氯化汞 1.36g, 置干燥洁净的 100ml 烧杯中, 加水 60ml 使溶解; 另称取碘化钾 5g, 置干燥洁净的 100ml 烧杯中, 加水 10ml 使溶解。将两液混合, 转移至 100ml 容量瓶中, 加水稀释成 100ml 溶液, 即得。

12. 2.5% 碘酊　用分析天平或电子天平称取碘化钾 10g, 置干燥洁净的 100ml 烧杯中, 加水 10ml 使溶解; 另称取碘 25g, 置干燥洁净的 1000ml 烧杯中, 加入刚配制的碘化钾溶液和酒精 500ml 使其溶解, 搅拌, 转移至 1000ml 容量瓶中, 加水定容至 1000ml, 即得。

13. 二氯化汞试液　用分析天平或电子天平称取二氯化汞 6.5g, 置干燥洁净的 100ml 烧杯中, 加适量的水, 搅拌使其全部溶解, 转移至 100ml 容量瓶中, 再加水稀释成 100ml 溶液, 即得。

14. 二氯靛酚钠试液　用分析天平或电子天平称取 2,6- 二氯靛酚钠 0.1g, 置干燥洁净的 150ml 烧杯中, 加水 100ml 搅拌溶解, 滤过, 即得。

15. 高锰酸钾试液　用分析天平或电子天平称取高锰酸钾 3.2g, 置干燥洁净的 1000ml 烧杯中, 加水 1000ml 使溶解, 煮沸 15 分钟, 转入试液瓶中, 密闭, 静置 2 日以上, 过滤, 即得。

16. 过氧化氢试液　用量筒或量杯量取浓过氧化氢溶液（30%）10ml, 置 100ml 容量瓶中, 加水稀释成 100ml 溶液（3%）, 即得。

17. 碱性 β- 萘酚试液　用分析天平或电子天平称取 β- 萘酚 0.25g，置干燥洁净的 50ml 烧杯中，加氢氧化钠溶液（1 → 10）10ml，搅拌，溶解，即得。

18. 碱性酒石酸铜试液　用分析天平或电子天平称取硫酸铜结晶 6.93g，置干燥洁净的 100ml 烧杯中，加适量的水，搅拌使其全部溶解，转移至 100ml 容量瓶中，再加水稀释成 100ml 溶液，备用；另称取酒石酸钾钠结晶 34.6g 与氢氧化钠 10g，置干燥洁净的 100ml 烧杯中，加适量的水，搅拌使其全部溶解，转移至 100ml 容量瓶中，再加水稀释成 100ml 溶液，备用。用时，用量筒或量杯取两溶液等量混合，即得。

19. 枸橼酸醋酐试液　用分析天平或电子天平称取枸橼酸 2g，置干燥洁净的 100ml 烧杯中，加醋酐 100ml 使溶解，即得。

20. 稀硫酸　用量筒量取硫酸 57ml，沿烧杯壁缓缓倒入装有 500ml 水的 1000ml 烧杯中，不停搅拌，放冷，转移至 1000ml 的容量瓶中，加水稀释成 1000ml 溶液，即得。

21. 硫酸铜试液　用分析天平或电子天平称取硫酸铜 12.5g，置干燥洁净的 100ml 烧杯中，加适量的水，搅拌使其全部溶解，转移至 100ml 容量瓶中，再加水稀释成 100ml 溶液，即得。

22. 硫酸亚铁试液　用分析天平或电子天平称取硫酸亚铁结晶 8g，置干燥洁净的 150ml 烧杯中，加新沸过的冷水 100ml，搅拌溶解，即得。本液应临用新制。

23. 1% 氯化钙试液　用分析天平或电子天平称取氯化钙 1g，置干燥洁净的 100ml 烧杯中，加适量的水，搅拌使其全部溶解，转移至 100ml 容量瓶中，再加水稀释成 100ml 溶液，即得。

24. 氯化钡试液　用分析天平或电子天平称取氯化钡细粉 5g，置干燥洁净的 100ml 烧杯中，加适量的水，搅拌使其全部溶解，转移至 100ml 容量瓶中，再加水稀释成 100ml 溶液，既得。

25. 氯亚氨基 -2,6- 二氯醌试液　用分析天平或电子天平称取氯亚氨基 -2,6- 二氯醌 1g，置干燥洁净的 250ml 烧杯中，加 200ml 乙醇搅拌，溶解，即得。

26. 氢氧化钾试液　用分析天平或电子天平称取氢氧化钾 6.5g，置干燥洁净的 100ml 烧杯中，加适量的水，搅拌使其全部溶解，转移至 100ml 容量瓶中，再加水稀释成 100ml 溶液，即得。

27. 0.4% 氢氧化钠溶液　用分析天平或电子天平称取氢氧化钠 0.4g，置干燥洁净的 100ml 烧杯中，加水 100ml 使溶解，即得。

28. 氢氧化钠试液　用分析天平或电子天平称取氢氧化钠 4.3g，置干燥洁净的 100ml 烧杯中，加水 100ml 使溶解，即得。

29. 三硝基苯酚试液　三硝基苯酚的饱和水溶液。

30.**三氯化铁试液** 用分析天平或电子天平称取三氯化铁 9g，置干燥洁净的 100ml 烧杯中，加适量的水，搅拌使其全部溶解，转移至 100ml 容量瓶中，再加水稀释成 100ml 溶液，即得。

31.**碳酸钠试液** 用分析天平或电子天平称取一水合碳酸钠 12.5g 或无水碳酸钠 10.5g，置干燥洁净的 100ml 烧杯中，加适量的水，搅拌使其全部溶解，转移至 100ml 容量瓶中，再加水稀释成 100ml 溶液，即得。

32.**铜吡啶试液** 用分析天平或电子天平称取硫酸铜 4g，置干燥洁净的 150ml 烧杯中，加水 90ml，搅拌、溶解后，加吡啶 30ml，即得。本液应临用新制。

33.**铁氰化钾试液** 用分析天平或电子天平称取铁氰化钾 1g，置干燥洁净的 100ml 烧杯中，加水 10ml 使溶解，即得。本液应临用新制。

34.**稀硝酸** 用量筒量取硝酸 105ml，置 1000ml 容量瓶中，加水稀释成 1000ml 溶液，即得。

35.**硝酸银试液** 用分析天平或电子天平称取硝酸银 17.5g，置干燥洁净的 1000ml 烧杯中，加适量的水，搅拌使其全部溶解，转移至 1000ml 容量瓶中，再加水稀释成 1000ml 溶液，即得。

36.**亚硝酸钠试液** 用分析天平或电子天平称取亚硝酸钠 1g，置干燥洁净的 100ml 烧杯中，加适量的水，搅拌使其全部溶解，转移至 100ml 容量瓶中，再加水稀释成 100ml 溶液，即得。

37.**盐酸羟胺试液** 用分析天平或电子天平称取盐酸羟胺 3.5g，置干燥洁净的 100ml 烧杯中，加适量 60% 的乙醇溶液，搅拌使其全部溶解，转移至 100ml 容量瓶中，再加 60% 的乙醇溶液稀释成 100ml 溶液，即得。

38.**亚硝基铁氰化钠试液** 用分析天平或电子天平称取亚硝基铁氰化钠 1g，置干燥洁净的 50ml 烧杯中，加适量的水，搅拌使其全部溶解，转移至 20ml 容量瓶中，再加水稀释成 20ml 溶液，即得。本液应临用新制。

39.**稀盐酸** 用量筒量取盐酸 234ml，置 1000ml 容量瓶中，加水稀释成 1000ml 溶液，即得。

40.**香草醛试液** 用分析天平或电子天平称取香草醛 0.1g，置干燥洁净的 50ml 烧杯中，加盐酸 10ml 使溶解，即得。本液应临用新制。

四、加热与冷却

（一）加热

1.**直接加热** 用酒精灯、煤气灯或者电炉能快速地将反应物质加热到较高的温度，但容易导致加热不均匀和局部过热，引起化合物的分解，根据实验的需要选择是否直接加热。

2. 水浴加热 适用于加热温度不超过 100℃时。

3. 油浴加热 适用于加热温度在 80 ~ 250℃时。

4. 沙浴加热 适用于加热温度在 300℃以上时。

5. 电热套加热 电热套已成为药物化学合成实验室常用的加热设备，使用比较安全，一般加热温度可达 400℃，且温度稳定，主要用于回流加热。

（二）冷却

1. 冰 – 水浴 温度可降低到 0℃。如果水的存在并不妨碍反应的进行，还可把冰块直接投到反应混合物中，这样可以更有效地维持低温。

2. 冰 – 盐浴 即 1 份食盐与 3 份碎冰（重量比）的混合物。冰 – 盐浴理论上可降温至 –20℃。

3. 冰 – 氯化钙混合物 将 5 份六水合氯化钙结晶与 4 份碎冰混合均匀，可获得 –40 ~ –20℃的低温。

4. 液氨 温度可达 –33℃。

5. 干冰 即固体二氧化碳，升华温度为 –78.5℃，可获得 –60℃的低温。如与乙醇、丙酮或乙醚混合可获得 –100 ~ –72℃的低温。

五、过滤与重结晶

（一）过滤

过滤是分离液固混合物的常用方法。过滤通常有两个目的，一是滤除溶液中的不溶物质，二是去除溶剂或溶液得到结晶。常用的过滤方法主要有普通过滤、减压过滤和热过滤三种，在实验中应根据液固体系的性质，采用不同的过滤方法。

1. 普通过滤 普通过滤的推动力是重力，滤液靠自身的重力透过滤纸流下，实现分离。

（1）装置。图 2-1 为常用的普通过滤装置，整套装置主要由圆锥形玻璃漏斗、烧杯、铁架台、铁圈等组成。

（2）操作要点。①一贴：将滤纸四折折叠好，放入圆锥形玻璃漏斗中，用纯化水即时润湿滤纸，使滤纸紧贴漏斗内壁，不残留气泡。②二低：滤纸边缘略低于漏斗边缘，液面低于滤纸边缘。③三靠：倾倒时烧杯杯口要紧靠玻璃棒，玻璃棒下端抵靠在三层滤纸处，漏斗下端长的一侧管口紧靠烧杯内壁。

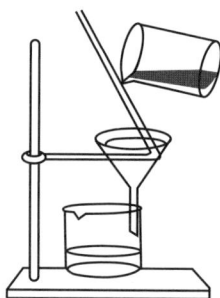

图 2-1　普通过滤装置

2.减压过滤　是指利用真空泵使抽滤瓶内减压，从而使布氏漏斗液面与抽滤瓶内形成压力差，加快过滤速度，实现分离。减压过滤的优点是过滤与洗涤速度快，液体和固体分离完全，滤出的固体容易干燥，是药物化学实验中常用的一种过滤方法。

（1）装置。图 2-2 为常用的减压过滤装置，整套装置主要由布氏漏斗、抽滤瓶与抽气泵等组成。

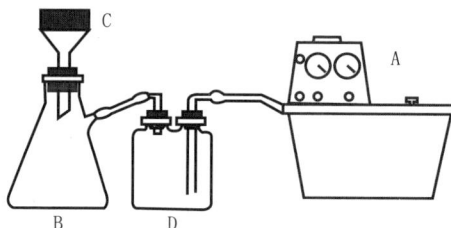

图 2-2　减压过滤装置

A. 抽气泵　B. 抽滤瓶　C. 布氏漏斗　D. 安全瓶

（2）操作要点。①安装仪器，检查布氏漏斗与抽滤瓶之间连接是否紧密，抽气泵连接口是否漏气。②布氏漏斗的下端斜口应正对抽滤瓶的侧管。③修剪滤纸，使其略小于布氏漏斗，但要把所有的孔都覆盖住，并滴加溶剂或蒸馏水使滤纸与漏斗连接紧密。④将固液混合物转移到滤纸上，打开抽气泵开关，开始抽滤。⑤抽滤完之后，先拔掉抽滤瓶接管，后关抽气泵。

3.热过滤　是指在较高的温度下进行的过滤操作。用锥形的玻璃漏斗过滤热的饱和溶液时，常在漏斗中或其颈部析出晶体，使过滤发生困难，这时可以用保温漏斗来过滤。

为了尽量利用滤纸的有效面积以加快过滤速度，过滤热的饱和溶液时，常使用折叠式滤纸，其折叠方法如图 2-3 所示。

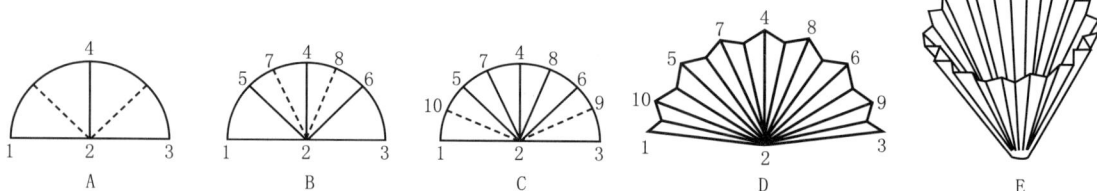

图 2-3　折叠式滤纸

先把滤纸折成半圆形，再对折成圆形的四分之一，展开如图 2-3A。再以 1 对 4 折出 5，3 对 4 折出 6，1 对 6 折出 7，3 对 5 折出 8，如图 2-3B；以 3 对 6 折出 9，1 对 5 折出 10，如图 2-3C；然后在 1 和 10，10 和 5，5 和 7……9 和 3 间各反向折叠，如图 2-3D。把滤纸打开，在 1 和 3 的地方各向内折叠一个小叠面，最后做成如图 2-3E 的折叠滤纸。在每次折叠时，在折纹近集中点处切勿对折纹重压，否则在过滤时滤纸的中央易破裂。使用前宜将折好的折叠滤纸翻转并做整理后放入漏斗中。

过滤时，把热的饱和溶液逐渐倒入漏斗中，在漏斗中的液体不宜积得太多，以免析出晶体，堵塞漏斗。也可用布氏漏斗趁热进行减压抽滤。为了避免漏斗破裂和在漏斗中析出晶体，最好先用热水浴或水蒸气浴，或在电烘箱中把漏斗预热，然后再用来进行热过滤。

（二）重结晶

重结晶是纯化固体有机合成药物常用的方法之一。从有机合成反应中分离出来的固体有机合成药物往往不纯，其中常夹杂一些反应副产物、未反应的原料及催化剂等。纯化这类物质的有效方法通常是选择合适的溶剂，利用被纯化物质与杂质在溶剂中的溶解度不同进行重结晶。

1.原理　固体有机合成药物在溶剂中的溶解度与温度有密切关系。一般是温度升高，溶解度增大。若把固体溶解在热的溶剂中达到饱和状态，冷却时由于溶解度降低，溶液过饱和而析出结晶。利用溶剂对被提纯物质及杂质的溶解度不同，可以使被提纯的物质从饱和溶液中析出，而让杂质全部或大部分仍留在提纯溶液中，从而达到提纯的目的。一般重结晶只适用于纯化杂质含量在 5% 以下的固体有机混合物，所以从反应粗产物直接重结晶是不适宜的，必须先采用其他方法初步提纯，然后再用重结晶提纯。

2.装置　图 2-4 是常用的重结晶装置，整个装置主要由制热饱和溶液装置和过滤装置两部分组成。

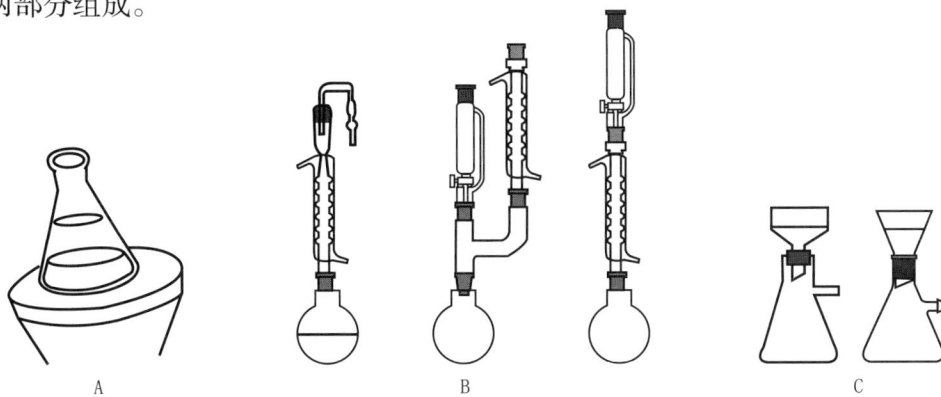

图 2-4　重结晶的装置

A. 水做溶剂制热饱和溶液装置　B. 有机物做溶剂制热饱和溶液装置　C. 过滤装置

3. 溶剂的选择　在进行重结晶时，选择理想的溶剂是一个关键。理想的溶剂必须具备的条件有：①不与被提纯化合物起化学反应；②对被提纯化合物在高温时溶解度大，室温或低温时溶解度很小；③对杂质的溶解度非常大或非常小；④溶剂沸点应较低；⑤价格低、毒性小、不易燃、易回收。常用的重结晶溶剂主要有：水、甲醇、乙醇、丙酮、冰醋酸、乙醚、石油醚、乙酸乙酯、苯、甲苯、三氯甲烷、四氯化碳等。

在几种溶剂都合适时，则应根据结晶的回收率、操作的难易、溶剂的毒性及价格等来选择。一般化合物可以查阅溶解度手册或通过试验来决定采用何种溶剂。试验方法如下。①取几个小试管，各放入约 0.2g 待重结晶的物质，分别加入 0.5～1ml 不同种类的溶剂，加热到完全溶解，冷却后，能析出最多量晶体的溶剂，一般可认为是最合适的；②如果不加热即全溶或溶剂增至 3ml，经加热后仍不能全溶的溶剂均不适用。

当一种物质在一些溶剂中的溶解度太大，而在其他溶剂中的溶剂度又太小，不能选择到一种合适的溶剂时，常使用混合溶剂以得到满意的结果。常用的混合溶剂有：水 - 甲醇、水 - 乙醇、水 - 丙醇、水 - 乙酸、甲醇 - 乙醚、甲醇 - 二氯乙烷、丙酮 - 乙醚、丙酮 - 石油醚、苯 - 石油醚等。

4. 操作要点　①制备热饱和溶液：将已经过适当分离得到的较纯的混合物置锥形瓶或圆底烧瓶中，加入较需要量略少的适宜溶剂，接上冷凝管，加热至沸，若未完全溶解，可分次逐渐自冷凝管上端加入溶剂，直至欲结晶物质刚好完全溶解。②趁热过滤：制备好的热饱和溶液需要趁热过滤，以除去不溶性杂质。若溶液含有色杂质，可加活性炭煮沸 10 分钟脱色，趁热过滤。③放冷析晶：结晶在低温下容易形成，但温度要慢慢降低，使结晶慢慢形成，才能得到较大且纯度较高的结晶。④抽滤与洗涤：用减压抽滤的方法使结晶与溶液分离，压干，用少量纯溶剂洗涤结晶，抽干。⑤干燥：根据结晶物的性质，可采用风干、烘干、干燥器干燥和真空干燥等方法进行干燥。

> **知识链接——析不出结晶的处理方法**
>
> 在重结晶过程中，如果没有结晶析出，可以采用下列方法进行处理。①可进行冷却；②用新切割的玻棒沿一条直线在液面上下磨擦瓶壁促使晶体形成（不要乱搅动），一旦发现溶液有轻微混浊现象，立即停止磨擦，静置，等待结晶析出；③可取出一点溶液，使溶剂挥发得到结晶，将此结晶作为晶种加入溶液中，加入晶种后不要搅动溶液，以免析出过快影响纯度。

六、萃取与洗涤

萃取和洗涤都是分离和提纯有机合成药物常用的操作方法，是利用物质（溶质或杂质）在互不相溶的溶剂中溶解度的不同，使物质从一种溶剂（或固体）向另一种溶剂进行转移。萃取和洗涤在原理上是一样的，只是目的不同。从混合物中抽取的物质，如果是我们所需要的，这种操作叫作萃取或提取；如果是我们所不要的，这种操作叫作洗涤。按萃取两相的不同，可分为液－液萃取和液－固萃取等。

（一）液－液萃取

1. 原理　萃取是利用物质在两种互不相溶（微溶）的溶剂中溶解度或分配比的不同来达到分离、提取和纯化目的的一种操作。萃取的方法是基于两相分配原理，可以从混合物中分离某一化合物或将其各组分逐一分离出来。物质在互不相溶的两相间建立分配平衡，其分配比例取决于该化合物在两相中的相对溶解度。

2. 装置　图2-5是常用的液－液萃取装置，整个装置主要由分液漏斗、烧杯、铁架台和铁圈等组成。

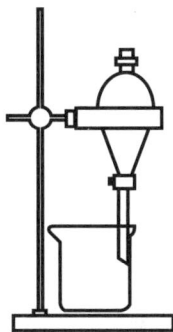

图2-5　液－液萃取装置

3. 操作要点　①检漏：检查分液漏斗的顶塞和活塞处是否严密，以防止使用过程中发生泄漏。检查的方法通常为先用水试验，若活塞有滴漏，需擦干后再涂润滑脂，重试一次，确认不漏水后方可使用。②加入液体：将分液漏斗放在铁架台上的铁圈中，将待萃取的水溶液和萃取剂依次倒入分液漏斗中，塞紧顶塞。③振摇和排气：取下分液漏斗，用右手握住漏斗颈并用手掌顶住漏斗顶塞，左手握住漏斗活塞处，拇指压紧活塞，示指和中指分叉在活塞背面，使漏斗处于45°角，前后小心振摇。开始时，振摇要慢，振摇后要小心地进行排气。通常需进行三次振摇，三次排气。④静置与分液：把分液漏斗放回铁圈中，静置3~5分钟。待液体完全分层后，打开上面的顶塞，再缓缓旋开活塞，将下层液体放出，上层液体从分液漏斗的上口倒出。

4. 萃取方法及目的　①用稀酸萃取：通常用5%的盐酸进行萃取，目的在于除去有机物料中的碱性杂质。②用稀碱萃取：通常用5%的碳酸氢钠或碳酸钠水溶液进行萃取，也可以用稀氢氧化钠溶液进行萃取，目的在于除去有机物料中的酸性杂质。③用浓硫酸萃取：目的在于除去饱和烃中的不饱和烃，除去卤代烃中的不饱和烃、醇和醚等。④用水萃取：目的在于除去有机物中的无机盐、强酸、强碱和水溶性的醇、羧酸、胺等小分子的极性物质；用酸或碱进行萃取之后，也常再用水萃取，以保证除去所有微量的酸或碱。⑤用有机溶剂萃取：目的在于将水溶液中的有机物转移到有机溶剂中。

5. **萃取溶剂的选择**　原则上要求溶剂具有在水中几乎不溶或溶解度很小，溶质在溶剂中的溶解度要比在水中的溶解度大很多，溶剂与溶质不反应，溶剂易于蒸馏回收、价格低、毒性小、不易燃等性质。常用的溶剂有乙醚、苯、四氯化碳、三氯甲烷、二氯甲烷、石油醚、二氯乙烷、正丁醇、乙酸乙酯等。

6. **乳浊液及破乳的方法**　乳浊液是一种液体在另一种液体中的胶体悬浮液。当将一种有机溶剂和水溶液剧烈混合时，有机溶剂的微粒往往会悬浮在水溶液中，从而形成乳浊液。若溶液中存在胶质或黏稠物料，则乳化现象更加严重。溶液呈碱性时，常产生乳化现象。少量轻质沉淀、两液相比重相近、两溶剂部分互溶等均可引起分层不清晰、层间有絮状物的现象。以上现象是萃取操作中经常出现，但又很难处理的问题。通常可以采用以下几种方法来破乳。①如果溶剂之一是水，那么加入饱和氯化钠水溶液有助于破乳。这样做可使水层和有机层减少相互溶解从而促进其分层，因为它们通常是由于有些部分相互溶解而在最初形成了乳浊液。②加入几滴水溶性洗涤剂、酸、碱或醇可能有助于破乳。③重力过滤往往有助于破乳，过滤作用除去了胶体粒子，在许多情况下，一旦胶体被除去，乳化现象即消失。④较长时间放置、旋摇、缓慢搅拌也可能有所帮助。⑤如果已知一种溶液有形成乳浊液的倾向，那么混合时应该缓慢，振摇时不宜剧烈。要用缓慢的旋摇进行萃取而不要振摇，或者用缓缓地将分液漏斗翻转数次的办法也行。

（二）液 – 固萃取

液 – 固萃取的原理和液 – 液萃取类似。常用的方法有浸取法和连续萃取法。

1. **浸取法**　常用于天然产物的提取，最熟悉的例子就是中药的熬制。将萃取剂加到待萃取的固体物质中加热，使易溶于萃取剂的物质被提取出来，然后再用其他方法纯化提取物。

2. **连续萃取法**　一般使用索氏提取器（图 2-6）来进行连续萃取。整套索氏提取器由圆底烧瓶、提取筒和回流冷凝管组成。将滤纸做成与提取筒大小相适应的套袋，然后把固体混合物放置在套袋内，装入提取筒中。溶剂的蒸气从烧瓶进入到冷凝管中，冷凝后，回流到固体混合物里，溶剂在提取筒内到达一定高度时，就和所提取的物质一同从侧面的虹吸管流入烧瓶中。溶剂经过反复循环流动，即可将所要提取的物质集中到下面的烧瓶里。

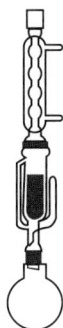

图 2-6　索氏提取器

七、回流与蒸馏

（一）回流

在室温下，有些反应速率很慢或难于进行。为了使反应尽快进行，常常需要使反应物质较长时间保持沸腾。在这种情况下，就需要使用回流冷凝装置，使蒸气不断地在冷凝管内冷凝而返回反应瓶中，以防止反应瓶中的物质逃逸损失。

1. 装置　图 2-7 是常用的回流冷凝装置，整套装置主要由圆底烧瓶和球形冷凝管组成。

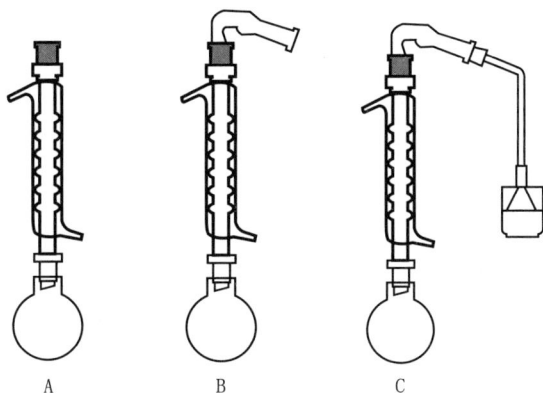

A　　　　　　　B　　　　　　　C

图 2-7　回流冷凝装置

2. 操作要点　将反应物质放在圆底烧瓶中，在适当的热源上或热浴中加热。在直立的冷凝管夹套中自下而上地通入冷水，使夹套充满水，水流速度不必很快，能保持蒸气充分冷凝即可。加热的程度也需控制，应使蒸气上升的高度不超过冷凝管的1/3。如果反应物怕受潮，可在冷凝管上端口上装接氯化钙干燥管来防止空气中的湿气侵入，见图 2-7B。如果反应中会放出有害气体（如溴化氢），可加接气体吸收装置，见图 2-7C。

（二）蒸馏

蒸馏是一种热力学的分离工艺，是利用混合液体或液 – 固体系中各组分沸点不同，使低沸点组分蒸发，再冷凝以分离整个组分的单元操作过程，是蒸发和冷凝两种单元操作的联合。与其他的分离手段，如萃取、过滤、结晶等相比，它的优点在于不需使用系统组分以外的其他溶剂，从而保证不会引入新的杂质。实验常用的蒸馏方法主要有三种：常压蒸馏、减压蒸馏和水蒸气蒸馏。

1. 常压蒸馏 是指在大气压下，将液体加热至沸腾，使它蒸发变为蒸气，再把蒸气冷凝为液体的一个过程。

（1）原理。液态物质在一定温度下具有一定的蒸气压。当液态物质受热时蒸气压增大，待蒸气压大到与大气压或所给的压力相等时液体沸腾，这时的温度称为液体的沸点，用 b.p. 表示。液体物质的沸点可以通过常压下的普通蒸馏来测定。将液体加热至沸腾，使液体变为蒸气，然后使蒸气冷却再凝结为液体，这两个过程的联合操作称为蒸馏。

（2）装置。图 2-8 是常用的常压蒸馏装置，整套装置通常由蒸馏瓶、蒸馏头、温度计、温度计套管、直形冷凝管、接引管和接收瓶组成。

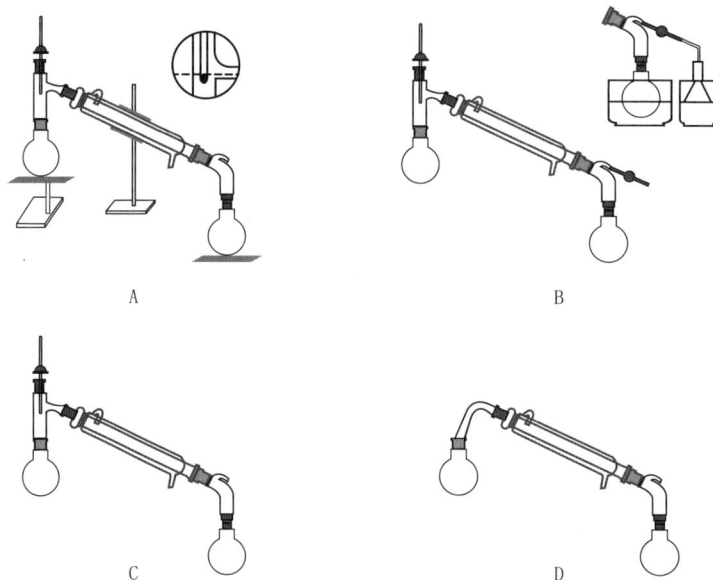

图 2-8 常压蒸馏装置

（3）操作要点。先安装好仪器，从蒸馏头上口通过玻璃漏斗倒入待蒸液，液量为蒸馏瓶容量的1/3 ~ 2/3，加入 1 ~ 3 粒沸石，插入温度计，通冷凝水，加热，沸腾，蒸气饱和水银球时，温度计显示温度快速上升，在蒸馏过程中水银球上总保持有液体，此时液体和蒸气达平衡，显示温度即为液体沸点。蒸气过热时，水银球上液体消失，显示温度较液体沸点高，蒸馏速度保持每秒1~2滴，蒸馏过快会发生过热现象。

如果用于分离两种沸点相差在110℃以上的混合物，则在低沸点化合物蒸完后，显示温度会下降，此时马上更换接收瓶，待温度再升高后，接收高沸点组分。蒸馏完毕，应先停止加热，待稍冷却不再有液体馏出后，再停止通冷凝水，然后按反方向拆卸仪器并及时清洗。

2. 减压蒸馏　是指操作压力低于大气压力的蒸馏过程。常压下蒸馏高沸点液体化合物需要加热到很高的温度，而有些高沸点化合物在较高温度下容易发生分解或氧化，显然采用普通蒸馏方法蒸馏该化合物不适宜，而采用减压蒸馏可避免上述现象的发生。

（1）原理。液体的沸点是指它的蒸气压与外界大气压相等时的温度，所以液体的沸点是随外界压力的降低而降低的。因此，如果用真空泵等减压设备降低液体表面的压力，即可降低液体的沸点，高沸点液体和在常压蒸馏时所需的高温下会发生分解、氧化或聚合的液体通常用这种蒸馏方法。

（2）装置。图2-9是常用的减压蒸馏装置，整套装置由蒸馏装置和减压装置两部分组成。①蒸馏装置。由圆底蒸馏烧瓶、克氏蒸馏头、毛细管、温度计、直型冷凝管、多头真空尾接管和接收瓶组成。整套仪器必须使用圆形厚壁仪器，不能使用不耐压的平底瓶（如锥形瓶等），以防止内向爆炸。所有接口润滑密封，不漏气是保证高真空的条件。毛细管或起泡管代替在此不起作用的沸石以防止暴沸，毛细管口距瓶底1～2mm。为了控制毛细管的进气量，可在毛细玻璃管上口套一段软橡皮管，橡皮管中插入一段细铁丝，并用螺旋夹夹住；使用克氏蒸馏头可防止暴沸引起的液体冲出；多头尾接管通过旋转可收集不同的馏分，使操作连续进行。②减压装置。由减压泵（水泵或油泵）、吸收塔（吸水塔、吸酸塔、吸油塔）、安全瓶（缓冲瓶）和压力计（开口压力计：可测范围大；闭口压力计：可测范围小，用于高真空）组成。各部分之间用厚壁无裂缝的橡胶管紧密连接，用密封胶封口是保证高真空度的条件。

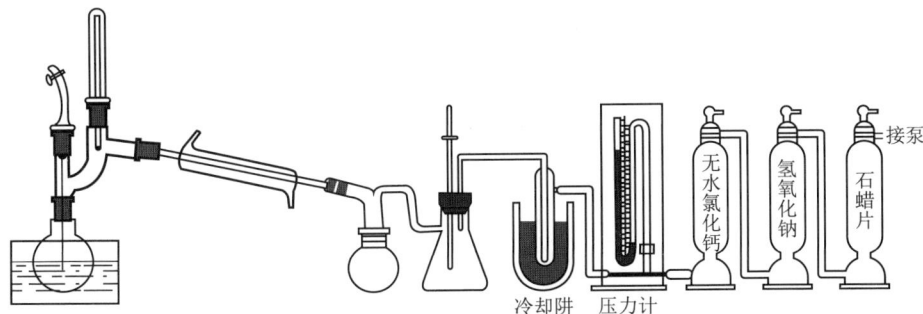

图2-9　减压蒸馏装置

（3）操作要点。①气密性检查。安装好仪器（烧瓶的2/3应浸入水浴中，不要使瓶底和浴底接触）。夹紧毛细管上的螺旋夹，打开安全瓶上的活塞，开泵，缓慢关闭安全瓶上的活塞，如果水银高度恒定不变，说明不漏气，缓慢打开安全瓶上的活塞，关泵。②常压蒸馏。加入待蒸液体，其体积不超过烧瓶容量的1/2，先常压蒸馏除去低沸点组分（如乙醚等）。③调整真空度。打开螺旋夹及活塞，开泵。先旋紧螺旋夹再缓慢关闭活塞，调整螺旋夹及活塞进气量使气泡平稳且获得要求的真空度。④减压蒸馏。逐渐升温、减压蒸馏，控制蒸馏速度，每秒钟不超过1滴。记录蒸馏过程的时间、压力、液体沸点、油浴温度和馏出液的流出速度等数据。蒸馏瓶内出现白色浓雾可能是物料快速分解所致。如进行分离，则要注意温度变化，旋转多头尾接管，分别接收不同温度范围的馏分。⑤停止蒸馏。蒸馏完毕，先停止加热，移去热源；慢慢旋开螺旋夹，待蒸馏瓶稍冷后再慢慢打开安全瓶上的活塞；最后关泵，拆除仪器。

3.水蒸气蒸馏　水蒸气蒸馏是将水蒸气通入不溶或难溶于水但有一定挥发性（近100℃时有一定蒸气压）的有机物中，使该有机物在低于100℃的温度下，随着水蒸气一起蒸馏出来的方法。水蒸气蒸馏是分离或纯化与水不相混溶的挥发性有机物常用的方法。

（1）原理。当水和不（或难）溶于水的化合物一起存在时，整个体系的蒸气压根据道尔顿分压定律，应为各组分蒸气压力之和。即 $P = P_水 + P_A$。式中，P_A 为不（或难）溶化合物的蒸气压。

当 P 与外界大气压相等时，混合物就沸腾。这时的温度即为它们的沸点，所以混合物的沸点低于100℃，而且随水蒸气一起蒸馏出来。

（2）装置。图2-10是常用的水蒸气蒸馏装置，整套装置由水蒸气发生器、蒸馏烧瓶、直形冷凝管、接引管和接收瓶等组成。

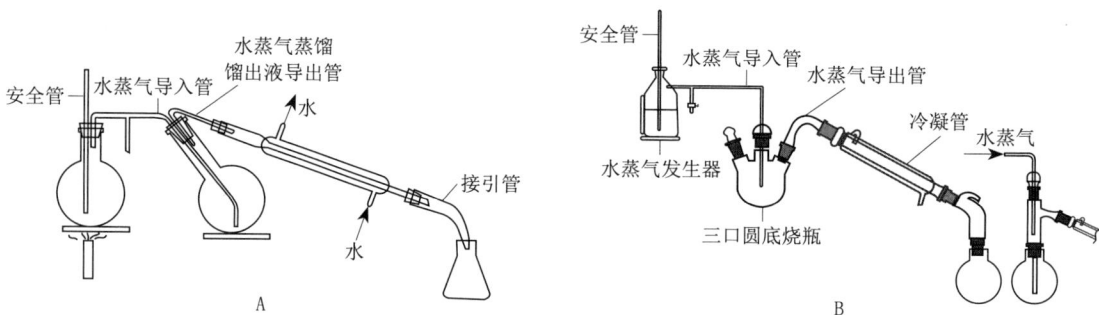

图2-10　水蒸气蒸馏装置

（3）操作要点。安装、固定好水蒸气蒸馏装置。将待分离混合物转入蒸馏烧瓶中，加热水蒸气发生器，直至接近沸腾后才将T形管上的弹簧夹夹紧，使水蒸气均匀地进入蒸馏烧瓶（为了使水蒸气不致在烧瓶内冷凝过多，也可同时用小火加热蒸馏烧瓶）。必须控制好加热速度，使蒸气能全部在冷凝管中冷凝下来，并控制馏出液的速度为每秒2~3滴。当馏出液清亮透明、不再含有油状液滴时，即可停止蒸馏。先松开T形管上的弹簧夹，然后停止加热，稍冷后，将水蒸气发生器与蒸馏系统断开。收集馏出液和残液，最后拆除仪器。

八、搅拌与干燥

（一）搅拌

搅拌是为了使反应物混合得更加均匀，反应体系的热量容易散发与传导，反应体系的温度更加均匀，有利于反应的进行。常见的方法为：人工搅拌、机械搅拌和磁力搅拌。

1. 人工搅拌　在反应物量小，反应时间短，而且不需要加热或温度不太高的操作中，用手摇动容器就可达到充分混合的目的。

2. 机械搅拌　反应时间长，反应过程复杂，且反应体系中放出的气体有毒的药物合成实验，选用此方法。

3. 磁力搅拌　用于加热搅拌，对于黏稠度不是很高的液体或者固液混合物，用搅拌子达到混合、搅拌、溶解等目的。

（二）干燥

干燥是常用的除去固体、液体或气体中少量水分或有机溶剂的方法。很多化学药物的合成反应需要在绝对无水条件下进行；某些化学药物含有水分，在加热时会发生变质，因此在有些化学药物的合成过程中使用的原料及试剂都需要进行干燥。

1. 液体有机化合物的干燥　通常用干燥剂直接与其接触，因此所用的干燥剂必须不能与被干燥的液体有机化合物发生化学反应。一般情况下酸性的物质不能使用碱性干燥剂，而碱性的物质则不能使用酸性干燥剂。

2. 固体有机化合物的干燥　重结晶得到的固体常有水分或有机溶剂，应根据化合物的性质选择适当的方法进行干燥。常见的方法有：①在空气中晾干。固体在空气中自然晾干是最简便、最经济的干燥方法。把要干燥的物质先放在滤纸上面或多孔性的瓷板上面压干，再在一张滤纸上薄薄地摊开并覆盖起来，然后放在空气中慢慢地晾干。②加热干燥。对热稳定，不易升华且熔点较高的化合物可以采用加热烘干的方法进行干燥。把要烘干的物质放在表面皿或蒸发皿上，放在水浴中、沙浴中或两层隔开的石棉铁丝网的上层烘干，也可放在恒温烘箱中或用红外线灯烘干。在烘干过程中，要注意防止温度过高。③用干燥器进行干燥。对易吸潮、易分解、易升华、易变色或熔点较低的固体有机物，最好放在干燥器中进行干燥，常用的干燥器有普通干燥器、真空干燥器、真空恒温干燥器（干燥枪），最常用的干燥剂是五氧化二磷、浓硫酸和硅胶。

3. 常用的干燥剂

（1）无水氯化钙。吸水容量为 0.97，干燥效能为中等，吸水速度不快，因而用于干燥的时间较长。由于其价格便宜，所以在实验室中使用广泛。

工业上生产的氯化钙往往还含有少量的氢氧化钙，因此这一干燥剂不能用于酸或酸性物质的干燥。同时氯化钙还能和小分子醇、酚、酰胺、胺以及某些醛和酯等形成配合物，所以也不能用于这些化合物的干燥。氯化钙主要用于烃和卤代烃的干燥。

（2）无水硫酸钠。吸水容量为1.25，干燥效能弱，吸水速度缓慢。属中性干燥剂，使用范围很广。常适用于含水量较多的溶液的初步干燥，残留水分再用干燥效能更强的干燥剂来进一步干燥。硫酸钠的水合物在32.4℃就要分解而失水，所以温度在32.4℃以上时不宜用它做干燥剂。

（3）无水硫酸镁。吸水容量为1.05，干燥效能较弱，吸水速度较快。属中性干燥剂，可用于干燥不能用氯化钙来干燥的许多化合物，如某些醛、酯等。

（4）无水硫酸钙。吸水容量为0.06，干燥效能强，吸水速度快。属中性干燥剂，常与硫酸钠或硫酸镁配合，做最后的干燥。

（5）无水碳酸钾。吸水容量为0.2，干燥效能较弱，吸水速度慢。属弱碱性干燥剂，可用于醇、腈、酮、酯、胺、杂环化合物等碱性化合物的干燥。但不能用于酸、酚和其他酸性物质的干燥。

（6）氢氧化钠和氢氧化钾。溶于水，干燥效能中等，吸水速度快。适用于胺类、杂环化合物等碱性化合物的干燥。因为氢氧化钠（或氢氧化钾）能和很多有机化合物起反应，也能溶于某些液体有机化合物中，所以它的使用范围很有限，不能用于醇、酯、醛、酮、酸和酚等的干燥。

（7）分子筛（4A，5A）。与水的作用为物理吸附，吸水容量约为0.25，干燥效能强，吸水速度快。适用于各类有机物的干燥，一般用于要求含水量很低的物质的干燥。分子筛价格很贵，常常是使用后在真空加热下活化，再重新使用。

（8）金属钠。与水反应生成氢氧化钠和氢气，干燥效能强，干燥速度快。限用于干燥醚、烃类中的痕量水分，这些物质在用钠干燥以前，首先要用氯化钙等干燥剂把其中的大量水分去掉。使用时，金属钠要用刀切成薄片，最好是用金属钠压丝机把钠压成细丝后投入溶液中，以增大钠和液体的接触面。

（9）五氧化二磷。与水反应生成磷酸，干燥效能强，干燥速度快，但干燥剂表面为黏浆液覆盖，操作不便。适用于干燥醚、烃、卤代烃、腈中的痕量水分。不适用于醇、酸、胺、酮等。

（10）氧化钙。与水反应生成氢氧化钙，干燥效能强，干燥速度较快，适用于低级醇的干燥。氧化钙和氢氧化钙均不溶于醇类，对热都很稳定，又均不挥发，故不必从醇中除去，即可对醇进行蒸馏。由于它具有碱性，所以它不能用于酸性化合物和酯的干燥。

第二节　药物化学实验实训项目训练

药物化学实验实训项目训练包括药物的理化鉴别、药物的变质实验、药物的处方配伍分析实验和药物的合成实训。药物鉴别实验是根据药物的分子结构、理化性质，采用化学、物理化学或生物学方法来判断药物的真伪。药物变质实验的目的是考察原料药或药物制剂在温度、湿度、光线的影响下随时间变化的规律，为药品的生产、包装、贮存、运输条件提供科学依据，同时通过实验建立药品的有效期。两种或多种药物配伍，如配伍不当可发生理化变化，其中物理变化如性状变化、外形破坏，可造成使用困难；化学变化如发生沉淀、中和、水解、氧化还原、变色反应等，使药物失效或增加毒性等。尤其是注射液配伍的理化变化，因静脉滴注给药是临床上常用的抢救患者的重要途径，同时风险性也较大，故应特别注意。药物合成实训利用化学方法、有机合成反应和药物合成设计原理来合成各类药物，有利于培养学生在药物合成工作中的观察、分析和解决问题的能力。

一、药物的物理性质实验训练

训练一　药物的外观检查

【目的】

（1）熟练掌握药品外观的基本特征。

（2）能通过药品外观检查初步鉴别合格药品与不合格药品。

【原理】

药品外观质量检查的标准是依据《中华人民共和国药典》的规定，通过对不同剂型的药品进行外观检查，从药品的形态、颜色、气味、味感方面及时发现质量问题，判定不合格药品。

【材料】

1.药品　片剂、胶囊剂、颗粒剂、注射剂、口服液、喷雾剂、糖浆剂、散剂、软膏剂、栓剂、合剂、丸剂、生物制品。

2.仪器　小刀、小烧杯、药匙。

【方法】

1.片剂　检查是否符合下列情况：形状一致，色泽均匀，片面光滑，无毛糙起孔现象；无附着细粉、颗粒；无杂质、污垢；包衣颜色均一，无色斑，且厚度均匀，表面光洁；破开包衣后，片芯的颜色分布应均匀，无杂质，片剂的硬度应适中，无磨损、粉化、碎片及过硬现象，其气味、味感正常，符合该药品的特异物理性状。

2. 胶囊剂　检查是否符合下列情况：大小一致，无瘪粒、变形、膨胀等现象，胶囊壳无脆化，软胶囊无破裂漏油现象；胶囊结合状况良好；颜色均匀，无色斑、变色现象，壳内无杂质。

3. 颗粒剂　主要应检查外形、大小、气味、口感、溶化性等是否符合标准及有无潮解、结块、发霉、生虫等。

4. 注射剂　检查是否符合下列情况：液体注射剂的包装严密，药液无可见异物，色泽均匀，无变色、沉淀、浑浊、结晶、霉变等现象。

5. 口服液　检查是否符合下列情况：外包装严密，无爆瓶、外凸、漏液、霉变现象，药液颜色正常，药液气味、黏度符合该药品的基本物理性状。

6. 喷雾剂、糖浆剂、软膏剂、栓剂　主要检查有无结晶析出、浑浊、沉淀、异臭、霉变、破漏、混有异物、酸败、溶解、结块、风化等现象。

7. 散剂　主要检查有无吸潮结块、发黏、霉变、变色等。

8. 合剂、糖浆剂　检查有无霉变、发酵及异常酸败气味等。

9. 丸剂　检查有无虫蛀、霉变、粘连、色斑、裂缝等。

10. 软膏剂　首先应检查均匀度、细腻度，有无异臭、酸败、干缩、变色、油层析出等变质现象。

11. 生物制品　其中液体生物制品检查有无变色、异臭、摇不散的凝块及异物，冻干生物制品应为白色或有色疏松固体，无融化迹象。

注意事项

（1）对药品进行外观检查时要戴橡胶或塑料手套，防止污染药品。

（2）废弃药品要按规定处理，不得随意丢弃。

【思考题】

影响药品质量的环境因素有哪些？

训练二　药物的熔点测定

【目的】

（1）了解熔点测定的原理及应用。

（2）学会测定熔点的操作。

【原理】

将固体物质加热到一定温度，当物质的固态和液态的蒸汽压相同时，即从固态转变为液态，从开始熔化到全部熔化，不超过 0.5 ～ 1℃；如混有杂质，则熔点下降，熔程增大。因此，通过测定熔点，可以初步判断化合物的纯度。

阿司匹林的熔点为 135 ～ 138℃；对乙酰氨基酚的熔点为 168 ～ 172℃；贝诺酯的熔点为 177 ～ 181℃；苯佐卡因的熔点为 88 ～ 91℃；盐酸普鲁卡因的熔点为 154 ～ 157℃；苯妥英钠的熔点为 95 ～ 96℃；硝苯地平的熔点为 162 ～ 164℃；琥珀酸喘通的熔点为 171.5 ～ 173℃；诺氟沙星的熔点为 218 ～ 224℃。

【材料】

1. 药品　阿司匹林、对乙酰氨基酚、贝诺酯、苯佐卡因、盐酸普鲁卡因、苯妥英钠、硝苯地平、琥珀酸喘通、诺氟沙星。

2. 试剂　甲基硅油。

3. 仪器　RD-1 型熔点测定仪、封口毛细管、研钵。

【方法】

1. 预热　开机，预热 30 分钟。

2. 温度设置　根据被测物的熔点进行温度预置。

3. 速度设置　将升温速度设置为 1.5℃ /min。

4. 装药　用封口毛细管装药，装药高度为 3mm。

5. 加热　按"控温"键，"控温"指示灯亮，温度快速上升，产生蜂鸣声。

6. 测试　将装好药的毛细管插入支架，放入传导液，按"启动"键，"启动"指示灯亮，观察样品变化。

7. 记录　当样品开始熔化，按下"初熔"键，待毛细管透明，按下"终熔"键，记录，见表 2-1。

8. 读数　按"启动"键，"启动"指示灯灭，分别按"初熔"键、"终熔"键读数记录。

9. 重复测试　重复同样的测试。

10. 整理　测试结束，关闭电源，待传热液冷却，整理好仪器。

表2-1 熔点测定记录表

仪器型号		编号：		
升温速度		室温：		
测定值	序号	初熔　　终熔　　熔程		
	1			
	2			

注意事项

（1）装样品前要用研钵将样品研细。

（2）用毛细管装样品时要利用玻璃管将样品墩实。并且在同组实验中，每条毛细管所装样品的量和敦实程度要相似，否则会影响熔点测定结果。

（3）熔点不是初熔和终熔两个温度的平均值，而是它们的范围值。

【思考题】

熔点下降、熔程增大的原因是什么？

训练三　药物的溶解性实验

【目的】

（1）了解"易溶""溶解""不溶"等概念。

（2）掌握溶解度实验方法。

【原理】

溶解度是药品的一种物理性质。药品的近似溶解度以下列名词术语表示。

1. 极易溶解　系指溶质1g（ml）能在溶剂不到1ml中溶解。

2. 易溶　系指溶质1g（ml）能在溶剂1～10ml中溶解。

3. 溶解　系指溶质1g（ml）能在溶剂10～30ml中溶解。

4. 略溶　系指溶质1g（ml）能在溶剂30～100ml中溶解。

5. 微溶　系指溶质 1g（ml）能在溶剂 100 ～ 1000ml 中溶解。

6. 极微溶解　系指溶质 1g（ml）能在溶剂 1000 ～ 10000ml 中溶解。

7. 几乎不溶或不溶　系指溶质 1g（ml）在溶剂 10000ml 中完全不能溶解。

不同药物，由于其结构的不同而存在着水溶性的差异。在水中溶解度大的药物可以制成水溶性制剂。大部分药物为有机物，多数有机药物不溶于水或在水中溶解度很小，根据结构特点增加药物分子的极性（如成盐），水溶性可随之增加。本实验选用几种典型药物，通过实验，可以分别观察到这些药物在水中由极易溶解到不溶的几种溶解情况。

苯巴比妥钠，极易溶解；盐酸普鲁卡因，易溶；乳酸钙，溶解；对乙酰氨基酚，略溶；甲硝唑，微溶；苯巴比妥，极微溶解；己烯雌酚，几乎不溶；贝诺酯，不溶。

【材料】

1. 药品　苯巴比妥、苯巴比妥钠、盐酸普鲁卡因、乳酸钙、对乙酰氨基酚、甲硝唑、己烯雌酚、贝诺酯。

2. 仪器　试管、锥形瓶。

【方法】

分别称取苯巴比妥、苯巴比妥钠、盐酸普鲁卡因、乳酸钙、对乙酰氨基酚、甲硝唑、己烯雌酚、贝诺酯 0.10g 置适当容器中，依照溶解度实验的操作进行（除另有规定外，称取研成细粉的供试品或量取液体供试品，在 25℃ ±2℃ 温度下，加入一定容量的溶剂，每隔 5 分钟强力振摇 30 秒钟；观察 30 分钟内的溶解情况，如无目视可见的溶质颗粒或液滴时，即视为完全溶解），记录溶剂的用量。

注意事项

（1）供试品应为原料药，否则制剂中添加的辅料对溶解度的观察有干扰。

（2）实验用容器可根据溶剂的用量选用试管、锥形瓶等。

【思考题】

1. 影响药物溶解度的因素有哪些？

2. 本实验所选药物的结构各具什么特点？试分析其结构与溶解度的关系。

3. 增加药物溶解度的方法有哪些？试举例说明。

二、药物的变质实验训练

训练四 药物水解变质实验

【目的】

（1）掌握不同结构的药物发生水解反应的原理和基本操作方法。

（2）熟悉影响药物水解反应的外界因素。

【原理】

盐酸普鲁卡因、尼可刹米、阿司匹林、苯巴比妥钠、青霉素钠等药物分子中分别含有酯键或酰胺键，易水解变质。

1. 盐酸普鲁卡因　盐酸普鲁卡因溶液不稳定，易被水解，在一定温度下，水解速度随氢氧根离子浓度的增加而加快。

水解反应如下。

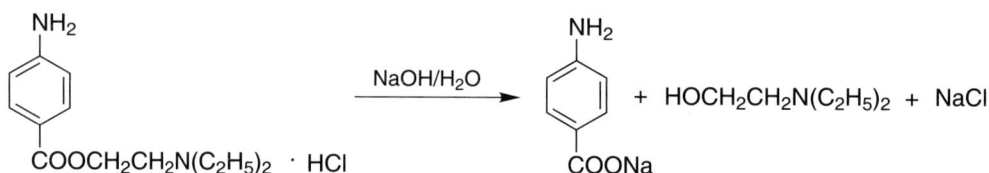

2. 尼可刹米　尼可刹米的水溶液较稳定，即使存放 1 年，水解也甚少。但若与氢氧化钠试液共热，即产生二乙胺的臭气，并使湿润的红色石蕊试纸变蓝。

水解反应如下。

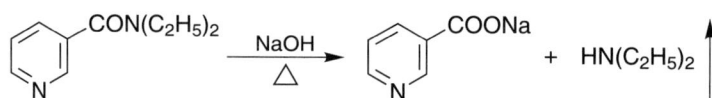

3. 阿司匹林　阿司匹林由于具有酚酯结构及邻位羧基的邻助作用，极易水解。水解产物水杨酸分子中有游离的酚羟基，可与三氯化铁试液发生显色反应。

水解反应如下。

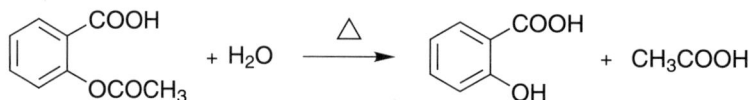

4. 苯巴比妥钠　苯巴比妥钠具有酰脲结构，易发生水解开环反应，在碱性条件下水解速度加快。

水解反应如下。

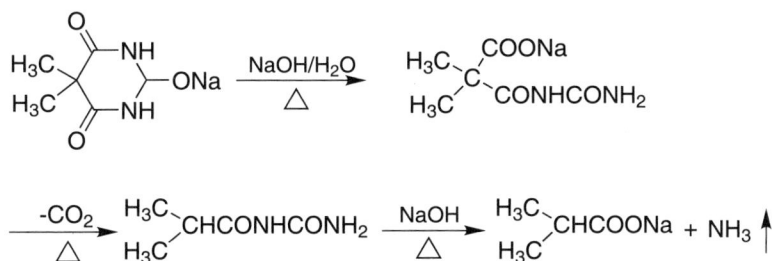

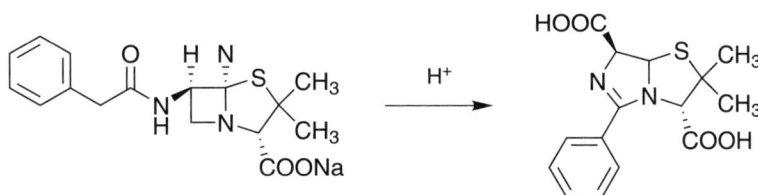

$$H_3C\underset{H_3C}{\overset{O}{\diagdown}}\underset{O}{\overset{NH}{\diagdown}}ONa \xrightarrow[\triangle]{NaOH/H_2O} H_3C\underset{H_3C}{\diagdown}\overset{COONa}{\underset{CONHCONH_2}{}}$$

$$\xrightarrow[\triangle]{-CO_2} \underset{H_3C}{\overset{H_3C}{\diagdown}}CHCONHCONH_2 \xrightarrow[\triangle]{NaOH} \underset{H_3C}{\overset{H_3C}{\diagdown}}CHCOONa + NH_3\uparrow$$

5. **青霉素钠**　青霉素钠具有 β– 内酰胺结构，易发生分子内重排，生成青霉二酸白色沉淀，在酸性条件下水解速度加快。

水解反应如下。

【材料】

1. **药品**　盐酸普鲁卡因、尼可刹米、阿司匹林、苯巴比妥钠、青霉素钠。

2. **试剂**　10% 氢氧化钠溶液、稀盐酸、三氯化铁试液。

3. **仪器**　电子天平、水浴锅、红色石蕊试纸、试管。

【方法】

1. **盐酸普鲁卡因**

（1）取盐酸普鲁卡因约 0.1g 置试管中，加水 3ml 使其溶解，将一条湿的红色石蕊试纸盖在试管口处，加热 10 分钟。红色石蕊试纸不变色。

（2）取盐酸普鲁卡因约 0.1g 置试管中，加水 3ml 使其溶解，再加 10% 的氢氧化钠溶液 2ml，将一条湿的红色石蕊试纸盖在试管口处，加热 10 分钟。红色石蕊试纸变成蓝色。

2. **尼可刹米**

（1）取尼可刹米 10 滴置试管中，加水 3ml，将一条湿的红色石蕊试纸盖在试管口处，加热 10 分钟。红色石蕊试纸不变色。

（2）取尼可刹米 10 滴置试管中，加水 3ml，再加 10% 的氢氧化钠溶液 2ml，将一条湿的红色石蕊试纸盖在试管口处，加热 10 分钟。红色石蕊试纸变成蓝色，并有二乙胺的臭味。

3. 阿司匹林

（1）取阿司匹林约 0.1g 置试管中，加水 10ml，加三氯化铁试液 1 滴，溶液颜色不变。

（2）取阿司匹林约 0.1g 置试管中，加水 10ml，煮沸 10 分钟，放冷，加三氯化铁试液 1 滴，即显紫堇色。

4. 苯巴比妥钠

（1）取苯巴比妥钠约 0.1g 置试管中，加水 5ml 使其溶解，观察溶液的澄清度，放置 2 小时，观察溶液是否有浑浊。

（2）取苯巴比妥钠约 0.1g 置试管中，加 10% 氢氧化钠溶液 5ml，将一条湿的红色石蕊试纸盖在试管口处，加热 10 分钟。红色石蕊试纸变成蓝色，并有氨气臭味产生。

5. 青霉素钠

（1）取青霉素钠约 0.1g，加水 5ml 使其溶解，观察溶液是否澄清无色，放置 2 小时后，再观察溶液是否浑浊，是否显色。

（2）取青霉素钠约 0.1g，加水 5ml 使其溶解，加稀盐酸 2 滴，有白色沉淀产生。

注意事项

（1）盐酸普鲁卡因的水解实验中，加入 10% 氢氧化钠溶液后有白色沉淀产生；此为游离的普鲁卡因（脂溶性物质）。

（2）盐酸普鲁卡因、苯巴比妥钠的水解实验中，加热要缓慢进行，以免产生碱性气体过快，来不及与石蕊试纸反应。

【思考题】

1. 哪些结构类型的药物易发生水解反应？

2. 影响药物水解变质的外界因素有哪些？

训练五　药物氧化变质实验

【目的】

（1）掌握不同结构的药物发生氧化反应的原理和基本操作方法。

（2）熟悉影响药物氧化变质反应的外界因素。

【原理】

有些药物具有还原性，药物或其水溶液暴露于日光、受热、遇空气中的氧能被氧化而变质，其氧化速率、药物颜色随放置时间延长而加快、加深。氧化剂、微量重金属离子的存在可加速、催化氧化反应的进行。加入少量抗氧剂、金属络合剂，可避免氧化反应的发生或减慢反应速率。

1. 对氨基水杨酸钠　对氨基水杨酸钠脱羧后，生成间氨基酚，继而进一步被氧化成二苯醌型化合物，显红棕色。

氧化反应如下。

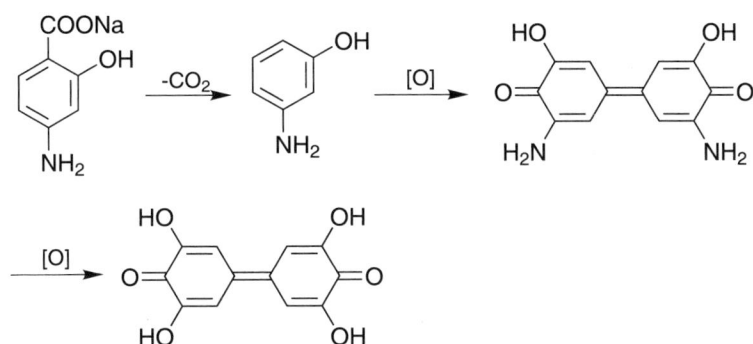

2. 维生素 C　维生素 C 结构中的连二烯醇结构，具有很强的还原性，易被氧化生成去氢抗坏血酸，从而变为黄色。

氧化反应如下。

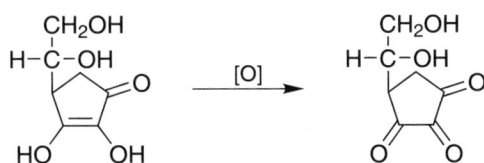

3. 异丙肾上腺素　异丙肾上腺素具有邻苯二酚结构，极易被氧化，先被氧化成黄色的醌类化合物，然后环合成具有吲哚环的红色色素。

氧化反应如下。

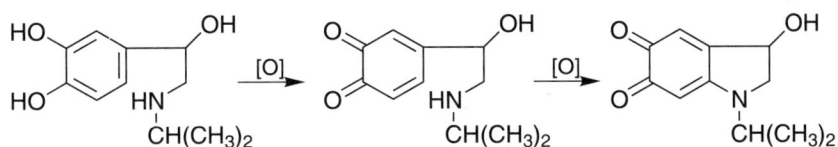

4.氯丙嗪　氯丙嗪结构中的吩噻嗪环易被氧化成红棕色的醌型化合物,反应如下。

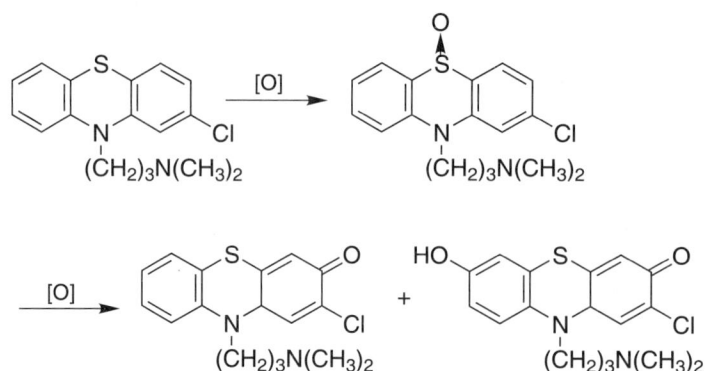

【材料】

1.药品　对氨基水杨酸钠、维生素 C、盐酸异丙肾上腺素、盐酸氯丙嗪。

2.试剂　3% 过氧化氢溶液、2% 亚硫酸钠试液、硫酸铜试液、0.05mol/L 乙二胺四乙酸二钠（EDTA-2Na）溶液。

3.仪器　电子天平、水浴锅、锥形瓶、移液管、具塞试管。

【方法】

1.样品溶液的配制　取对氨基水杨酸钠 0.5g、维生素 C 0.25g、盐酸异丙肾上腺素 0.5g、盐酸氯丙嗪 50mg,分别置于锥形瓶中,各加蒸馏水 30ml,振摇使溶解。上述四种药品分别用移液管各取 5ml,每种药品分别置具塞试管中成五份,分别将每种药物编号,各成"1～5"号备用。

2.1号管的观察　将上述四种药品的 1 号管,同时拔去塞子,暴露在空气中,同时放在日光下直接照射,观察并记录其颜色变化。

3.2号管的观察　将上述四种药品的 2 号管,分别滴加 3% 过氧化氢溶液 10 滴,同时放入沸水浴中加热,观察并记录 5、20、60 分钟的颜色变化。

4.3号管的观察　将上述四种药品的 3 号管,分别加入 2% 亚硫酸钠溶液 2ml,再加进 3% 过氧化氢溶液 10 滴,同时放入沸水浴中加热,观察并记录 5、20、60 分钟的颜色变化。

5.4号管的观察　将上述四种药品的 4 号管,分别滴加硫酸铜试液 2 滴,观察并记录颜色变化。

6.5号管的观察　将上述四种药品的 5 号管,分别加入 0.05mol/L EDTA 溶液 2ml,再滴加硫酸铜试液 2 滴,观察并记录颜色变化。

注意事项

四种药品加入的试剂相同，但反应条件不同，也会影响实验结果，因此，试剂加入量、时间、光线、温度、空气等条件均应保持一致。

【思考题】

1. 本实验中过氧化氢、亚硫酸钠、EDTA-2Na 分别起什么作用？

2. 影响药物氧化反应的外界因素有哪些？

三、药物的化学性质实验训练

训练六　解热镇痛药物的化学性质实验

【目的】

（1）学习常用解热镇痛药物的主要性质、反应原理和实验方法。

（2）观察酚类药物的三氯化铁显色反应和芳香第一胺的重氮化－偶合反应现象。

（3）学会解热镇痛药物的化学鉴别方法。

【原理】

1. 阿司匹林

（1）三氯化铁显色反应。阿司匹林分子中无游离的酚羟基，不与三氯化铁试液发生显色反应，但其水溶液加热或长时间放置后，会水解产生水杨酸，遇三氯化铁试液即呈紫堇色。

（2）水解反应。阿司匹林分子结构中含有酯键，在氢氧化钠溶液或碳酸钠溶液中水解生成水杨酸和醋酸，加热时水解更快。酸化后产生醋酸的酸臭，并析出水杨酸沉淀。

2. 对乙酰氨基酚

（1）三氯化铁显色反应。对乙酰氨基酚分子中含有酚羟基，与三氯化铁试液作用显蓝紫色。

（2）重氮化－偶合反应。对乙酰氨基酚结构中含有酰胺键，在酸性条件下水解，生成醋酸和对氨基苯酚。后者与亚硝酸钠试液作用，生成重氮盐，再与碱性 β－萘酚试液偶合生成红色的偶氮化合物。

【材料】

1. 药品　阿司匹林、对乙酰氨基酚。

2. 试剂　三氯化铁试液、亚硝酸钠试液、稀盐酸、碳酸钠试液、稀硫酸、碱性 β–萘酚试液、盐酸。

3. 仪器　试管、天平、称量纸、药匙、酒精灯、水浴锅、量筒、铂丝。

【方法】

1. 阿司匹林

（1）取阿司匹林约 0.1g，加纯化水 10ml 煮沸，放冷，加三氯化铁试液 1 滴，即显紫堇色。

> **知识链接——试管中液体药品加热的操作**
>
>
>
> 试管夹固定　　　　　铁架台固定

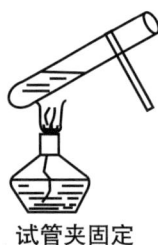

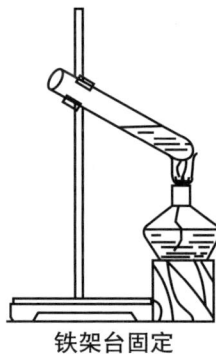

（2）取阿司匹林约 0.5g，加碳酸钠试液 10ml，煮沸 2 分钟后放冷，滴加过量的稀硫酸，即析出白色沉淀，并产生醋酸的气味。

如供试品为阿司匹林片，则可取本品细粉适量（约相当于阿司匹林 0.5g），加碳酸钠试液 10ml，振摇后，放置 5 分钟，滤过，滤液再照上述"煮沸 2 分钟后……"方法进行实验。

2. 对乙酰氨基酚

（1）取对乙酰氨基酚微量，加少许的水溶解，滴加三氯化铁试液，即显蓝紫色。

（2）取对乙酰氨基酚约 0.1g，加稀盐酸 5ml，置水浴中加热 40 分钟，放冷；再取此溶液 0.5ml，滴加亚硝酸钠试液 5 滴，摇匀，用水 3ml 稀释后，加碱性 β– 萘酚试液 2ml，振摇，即显红色。

若供试品为对乙酰氨基酚片，则可取本品细粉适量（约相当于对乙酰氨基酚 0.5g），用乙醇 20ml 分次研磨，使对乙酰氨基酚溶解，滤过，合并滤液，蒸干，残渣照上述两种方法进行实验。

知识链接——用滴管将试剂加入试管中的操作

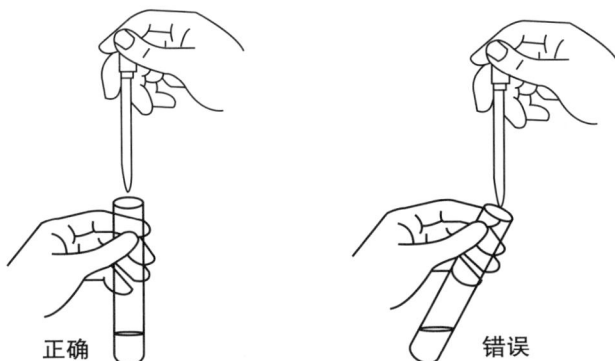

正确　　　　　　错误

注意事项

（1）三氯化铁反应适宜的 pH 为 4 ~ 6，在强酸性溶液中所得配位化合物易分解。三氯化铁的显色反应很灵敏。

（2）在重氮化 – 偶合反应中，为了避免亚硝酸和重氮盐分解，须在低温下进行。实验过程中必须保持酸性，盐酸的量要多于药物的 3 倍，主要目的是促使亚硝酸钠转为亚硝酸以进行重氮化反应，还可加快重氮化反应速度，增加重氮盐稳定性并防止副反应的发生。

【思考题】

1. 阿司匹林能否直接与三氯化铁试液反应？为什么？

2. 重氮化 – 偶合反应适用于哪类结构药品的定性鉴别？操作中应注意什么问题？

3. 归纳阿司匹林与对乙酰氨基酚鉴别方法的异同点。

训练七　镇静催眠药物与抗精神失常药物的化学性质实验

【目的】

（1）学习常用镇静催眠药物与抗精神失常药物的主要性质、反应原理和实验方法。

（2）观察镇静催眠药物与抗精神失常药物的反应现象。

（3）学会镇静催眠药物与抗精神失常药物的化学鉴别方法。

【原理】

1. 苯巴比妥

（1）本品为巴比妥类药物，具有苯环结构，可与亚硝酸钠－硫酸试液作用，即显橙黄色，继为橙红色；能与甲醛－硫酸试液作用，接界面即显玫瑰红色。以上两个反应可用以区分本品和不含苯环的巴比妥类药品。

（2）丙二酰脲类反应。能与金属离子发生配合反应，在碳酸钠溶液中与硝酸银试液作用，生成可溶性的一银盐，加入过量的硝酸银试液可生成不溶性的二银盐；在吡啶溶液中与铜吡啶试液作用，生成紫色沉淀。

2. 盐酸氯丙嗪

（1）氧化反应。本品结构中具吩噻嗪环结构，具有还原性，易被氧化。加氧化剂硝酸后可能形成自由基或醌式结构而显红色，渐变淡黄色。

（2）氯化物鉴别反应。盐酸氯丙嗪具氯化物鉴别反应，与硝酸银反应生成白色的氯化银沉淀，该沉淀不溶于稀硝酸，但能溶于氨溶液中。

【材料】

1. 药品　苯巴比妥、盐酸氯丙嗪。

2. 试剂　硫酸、硝酸钠试液、甲醛、碳酸钠试液、硝酸银试液、吡啶溶液、铜吡啶试液、硝酸、氨试液。

3. 仪器　试管、天平、称量纸、药匙、酒精灯、水浴锅、量筒、漏斗、滤纸。

【方法】

1. 苯巴比妥

（1）取苯巴比妥约 10mg，加硫酸 2 滴与硝酸钠约 5mg，混合，即显橙黄色，随即转橙红色。

（2）取苯巴比妥约 50mg，置试管中，加甲醛试液 1ml，加热煮沸，冷却，沿管壁缓缓加硫酸 0.5ml，使成两液层，置水浴中加热，接界面显玫瑰红色。

（3）取苯巴比妥约 0.1g，加碳酸钠试液 1ml 与水 10ml，振摇 2 分钟，滤过，向滤液中逐滴加入硝酸银试液，即生成白色沉淀，振摇，沉淀即溶解；继续滴加过量的硝酸银试液，沉淀不再溶解。

（4）取苯巴比妥约 50mg，加吡啶溶液（1→10）5ml，溶解后，加铜吡啶试液 1ml，即显紫色。

若供试品为苯巴比妥片，则可取本品细粉适量（约相当于苯巴比妥 0.1g），加无水乙醇 10ml，充分振荡，滤过，将滤液置水浴上蒸干后，取残渣进行上述实验。

2. 盐酸氯丙嗪

（1）取盐酸氯丙嗪约 10mg，加水 1ml 溶解后，加硝酸 5 滴即显红色，渐变淡黄色。

（2）取盐酸氯丙嗪约 10mg，加水 1ml 溶解后，加稀硝酸 1ml，加硝酸银试液，即产生白色凝胶状沉淀，分离沉淀，向沉淀中加入氨试液后溶解，再加入稀硝酸酸化后，重新出现沉淀。

若供试品为盐酸氯丙嗪片，则取本品除去包衣，研细称取细粉适量（约相当于盐酸氯丙嗪 50mg），加水 5ml，充分振荡，滤过，取滤液进行上述实验。

注意事项

（1）供试品为片剂，需将片剂研细，取细粉适量，提取滤过，用滤液或残渣进行实验。

（2）若供试品为注射剂，则可直接取注射液进行实验，实验现象应与原料药相同。

【思考题】

1. 如何用化学方法区别苯巴比妥与苯妥英钠？

2. 影响盐酸氯丙嗪氧化变质的原因是什么？若患者服用盐酸氯丙嗪片后躺在室外阳光下暴晒，出现瘙痒、皮疹等症状，是什么原因引起的？

训练八　拟胆碱药和抗胆碱药的化学性质实验

【目的】

（1）学习常用拟胆碱药和抗胆碱药的主要性质、反应原理和实验方法。

（2）观察硝酸毛果芸香碱发生的氧化反应和硫酸阿托品发生的维他利（Vitali）反应现象。

（3）学会拟胆碱药和抗胆碱药的化学鉴别方法。

【原理】

1. 硝酸毛果芸香碱　本品加水溶解后，依次加入重铬酸钾试液、过氧化氢试液、三氯甲烷，发生氧化反应生成紫色产物。

2. 硫酸阿托品

（1）Vitali 反应。本品具有酯的结构，水解生成莨菪酸，可发生 Vitali 反应，即与发烟硝酸共热水解生成的莨菪酸发生反应，生成三硝基衍生物，遇固体氢氧化钾的乙醇溶液，分子内双键重排，生成醌型物，即显深紫色。

（2）本品游离体因碱性较强，与氯化汞试液作用，可析出黄色氧化汞沉淀。

（3）本品显硫酸盐的鉴别反应。

【材料】

1. 药品　硝酸毛果芸香碱、硫酸阿托品。

2. 试剂　重铬酸钾试液、过氧化氢试液、三氯甲烷、发烟硝酸、乙醇、固体氢氧化钾、氯化汞试液、氯化钡试液、盐酸、硝酸、硫酸亚铁试液、硫酸、铜丝。

3. 仪器　试管、烧杯、天平、称量纸、药匙、水浴锅、量筒。

【方法】

1. 硝酸毛果芸香碱

（1）取硝酸毛果芸香碱约 10mg，加水 2ml 溶解后，依次加入重铬酸钾试液 2 滴、过氧化氢试液 1ml 与三氯甲烷 2ml，振摇，三氯甲烷层即显紫色。

（2）取硝酸毛果芸香碱的水溶液，置试管中，加等量的硫酸，小心混合，冷后，沿管壁加硫酸亚铁试液，使成两液层，接界面显棕色。

（3）取硝酸毛果芸香碱的水溶液，加硫酸与铜丝（或铜屑），加热，即产生红棕色的蒸气。

2. 硫酸阿托品

（1）取硫酸阿托品约 10mg，加发烟硝酸 5 滴，置水浴上蒸干，即得黄色残渣，放冷，加乙醇 2 ~ 3 滴湿润，加固体氢氧化钾 1 小粒，即显深紫色。

（2）取硫酸阿托品约 10mg，加氯化汞试液，可析出黄色氧化汞沉淀。

（3）取硫酸阿托品约 0.5g，加水 10ml 溶解，取该溶液 2ml，滴加氯化钡试液，即生成白色沉淀；分离，沉淀在盐酸或硝酸中均不溶解。

如供试品为硫酸阿托品片，可取本品的细粉适量（约相当于硫酸阿托品 1mg），置分液漏斗中，加氨试液约 5ml，混匀，用乙醚 10ml 振摇提取后，分取乙醚层，置白瓷皿中，挥尽乙醚后，残渣照上述方法进行实验。

如供试品为硫酸阿托品注射液，可取本品适量（约相当于硫酸阿托品 5mg），置水浴上蒸干，取残渣照上述方法进行实验。

　　注意事项

　　（1）硫酸阿托品加发烟硝酸后蒸干，切不可直火加热蒸干，以防炭化影响结果。其水浴蒸干操作应在通风橱中进行。

　　（2）硝酸毛果芸香碱对光敏感，应遮光密封保存。

【思考题】

1.什么是 Vitali 反应？能发生 Vitali 反应的药物具有怎样的结构特点？举例说明。

2.分析硝酸毛果芸香碱的结构特点。

训练九　抗组胺药物的化学性质实验

【目的】

（1）学习常用抗组胺药物的主要性质、反应原理和实验方法。

（2）观察抗组胺药物的化学反应现象。

（3）学会抗组胺药物的化学鉴别方法。

【原理】

1.马来酸氯苯那敏

（1）本品含有叔胺结构，与枸橼酸醋酐试液在水浴上加热，呈红紫色。这是脂肪族、脂环族、芳香族的叔胺类的呈色反应。

（2）本品分子中的马来酸具有典型的不饱和双键，在稀硫酸溶液中加高锰酸钾试液，红色褪去。

2.盐酸苯海拉明　本品为醚类化合物，分子中两个苯环与同一个 α- 碳原子存在共轭效应，易受质子催化，酸性条件下易分解生成二苯甲醇和二甲氨基乙醇，光照可催化这一分解反应。二苯甲醇水溶性小，分散在水层呈白色乳浊状。

3.氯雷他定　本品具有叔胺结构，可与生物碱沉淀剂碘化铋钾反应，产生橙黄色沉淀。

4.西咪替丁

（1）本品与硫酸铜反应生成蓝灰色沉淀，可与一般胍类化合物相区别。

（2）具有含硫化合物的鉴别反应。灼热后产生硫化氢气体，能使湿润的醋酸铅试纸变黑。

【材料】

1. 药品　马来酸氯苯那敏、盐酸苯海拉明、氯雷他定、西咪替丁。

2. 试剂　枸橼酸醋酐试液、稀硫酸、高锰酸钾试液、硫酸、稀盐酸、碘化铋钾试液、氨试液、硫酸铜试液、醋酸铅试纸。

3. 仪器　试管、烧杯、玻璃棒、天平、称量纸、药匙、水浴锅、量筒、坩埚、酒精灯、铁架台。

【方法】

1. 马来酸氯苯那敏

（1）取马来酸氯苯那敏约 10mg，加枸橼酸醋酐试液 1ml，置水浴上加热，即显红紫色。

（2）取马来酸氯苯那敏 20mg，加稀硫酸 1ml，滴加高锰酸钾试液，红色即消失。

如供试品为马来酸氯苯那敏片，则可取本品细粉适量（约相当于马来酸氯苯那敏 8mg），加水 4ml，搅拌，滤过，滤液蒸干，残渣照上述项目（1）进行实验；取本品细粉适量（约相当于马来酸氯苯那敏 20mg），加稀硫酸 2ml，搅拌，滤过，滤液滴加高锰酸钾试液，红色即消失。

如供试品为马来酸氯苯那敏注射液，则取本品适量（约相当于马来酸氯苯那敏 30mg），置水浴上蒸干后，残渣照上述两种方法进行实验。

2. 盐酸苯海拉明　取盐酸苯海拉明约 5mg，加硫酸 1 滴，初显黄色，随即变成橙红色；滴加水，即成白色乳浊液。

若供试品为盐酸苯海拉明片，则取本品除去包衣，研细，取适量（约相当于盐酸苯海拉明 0.1g），用三氯甲烷 10ml 振摇提取，滤过；滤液置水浴上蒸干，残渣在 80℃干燥后，照上述方法进行实验。

3. 氯雷他定　取氯雷他定约 10mg，加稀盐酸溶液 2ml 溶解后，加碘化铋钾试液 2~3 滴，产生橙黄色沉淀。

若供试品为氯雷他定片，则取本品细粉适量（约相当于氯雷他定 10mg），加醋酸 2ml 溶解后，滤过，取续滤液加碘化铋钾试液 2~3 滴，产生橙黄色沉淀。

4. 西咪替丁

（1）取西咪替丁约 50mg，加水 10ml，微温使溶解，加氨试液 1 滴与硫酸铜试液 2 滴，即生成蓝灰色沉淀；再加过量的氨试液，沉淀即溶解。

（2）取西咪替丁约 50mg，炽灼，产生的气体能使醋酸铅试纸显黑色。

若供试品为西咪替丁片，则取本品细粉适量（约相当于西咪替丁 0.1g），加热炽灼，产生的气体能使醋酸铅试纸显黑色。

注意事项

　　若供试品为片剂，可取片剂粉末适量，加溶剂溶解（马来酸氯苯那敏片加水、盐酸苯海拉明片加三氯甲烷、氯雷他定片加醋酸），振摇，滤过，水浴上蒸干（也可以不蒸干），照上述方法进行实验。

【思考题】

1. 苯海拉明为何不如一般的醚稳定？在酸性、碱性溶液中其稳定性如何？为什么？

2. 如何用化学方法区别苯海拉明和马来酸氯苯那敏？

知识链接——玻璃仪器洗涤的操作

　　（1）玻璃仪器洗涤干净的标准。玻璃仪器上附着的水，既不聚成水滴，也不成股流下。

　　（2）仪器洗干净后，不能乱放，试管洗涤干净后，要倒插在试管架上晾干。

训练十　麻醉药物的化学性质实验

【目的】

（1）学习常用麻醉药物的主要性质、反应原理和实验方法。

（2）观察麻醉药物发生重氮化－偶合反应、水解反应、生物碱反应和氯化物鉴别反应的现象。

（3）学会麻醉药物的化学鉴别方法。

【原理】

1. 盐酸普鲁卡因

（1）重氮化－偶合反应。盐酸普鲁卡因结构中具有芳香第一胺结构。芳香第一胺在酸性条件下与亚硝酸钠试液发生重氮化反应，生成重氮盐，再与碱性 β－萘酚在碱性条件下发生偶合反应，产生橙红色。

（2）水解反应。盐酸普鲁卡因中含有酯键结构。酯键易水解，在加热、酸、碱等条件下水解更易进行，产物对氨基苯甲酸不溶于水，形成白色沉淀，二乙氨基乙醇在加热条件下挥发，为碱性气体，可使湿润的红色石蕊试纸变成蓝色。

（3）氯化物鉴别反应。盐酸普鲁卡因具氯化物鉴别反应，与硝酸银反应生成白色的氯化银沉淀，该沉淀不溶于稀硝酸，但能溶于氨溶液中。

2. 盐酸利多卡因

（1）生物碱反应。盐酸利多卡因结构中具有酰胺键和叔胺结构。但空间位阻使其难水解；叔胺结构碱性水溶液能与硫酸铜作用生成蓝紫色配位化合物。

（2）氯化物鉴别反应。盐酸利多卡因具氯化物鉴别反应，与硝酸银反应生成白色的氯化银沉淀，该沉淀不溶于稀硝酸，但能溶于氨溶液中。

【材料】

1. 药品　盐酸普鲁卡因、盐酸利多卡因。

2. 试剂　稀盐酸、0.1mol/L 亚硝酸钠试液、1mol/L 脲溶液、碱性 β- 萘酚试液、10% 的氢氧化钠溶液、红色石蕊试纸、盐酸、稀硝酸、硝酸银试液、氨试液、硫酸铜试液、碳酸钠试液、三氯甲烷、三硝基苯酚试液。

3. 仪器　试管、天平、称量纸、药匙、酒精灯、漏斗、水浴锅、量筒、小烧杯。

【方法】

1. 盐酸普鲁卡因

（1）取盐酸普鲁卡因约 50mg 置试管中，加稀盐酸 1ml，必要时缓缓煮沸使溶解，加 0.1mol/L 亚硝酸钠试液数滴，加与 0.1mol/L 亚硝酸钠溶液等体积的 1mol/L 脲溶液，振摇 1 分钟，滴加碱性 β- 萘酚试液数滴，应生成橙红色沉淀。

（2）取盐酸普鲁卡因约 0.1g 置试管中，加水 2ml 使其溶解，加 10% 的氢氧化钠溶液 1ml，即生成白色沉淀；加热，变为油状物；继续加热，发生的蒸气能使湿润的红色石蕊试纸变为蓝色；加热至油状物消失后，放冷，加盐酸酸化，即析出白色沉淀。

（3）取普鲁卡因约 10mg 于试管中，加水 2ml 振摇溶解后，加稀硝酸 1ml，再滴加硝酸银试液，即产生白色凝胶状沉淀，分离沉淀，向沉淀中加入氨试液后溶解，再加入稀硝酸酸化后，重新出现沉淀。

2. 盐酸利多卡因　取盐酸利多卡因 0.2g，加水 20ml 溶解后，照下述方法实验。

（1）取上述溶液两份，每份约 2ml，一份加硫酸铜试液 0.2ml 与碳酸钠试液 1ml，即显蓝紫色，加三氯甲烷 2ml，振摇后放置，三氯甲烷层显黄色；另一份加三硝基苯酚试液 2ml，即生成黄色沉淀。

（2）取上述溶液约 2ml，加稀硝酸 1ml，加硝酸银试液，即产生白色凝胶状沉淀，分离沉淀，向沉淀中加入氨试液后溶解，再加入硝酸，重新出现沉淀。

注意事项

（1）在进行盐酸普鲁卡因实验时，由于其见光、遇铁器等易发生颜色变化，所以在实验过程中应注意药物须避光密闭保存，并同时避免接触铁器。

（2）盐酸普鲁卡因的水解实验中，加入10%氢氧化钠溶液后有白色的沉淀产生，此为游离的普鲁卡因（脂溶性物质）。实验中加热要缓慢进行，以免产生碱性气体过快，来不及与石蕊试纸反应。

（3）在重氮化－偶合反应中，为了避免亚硝酸和重氮盐分解，须在低温下进行。实验过程中必须保持酸性，盐酸的量要多于药物的3倍，主要目的是促使亚硝酸钠生成亚硝酸以进行重氮化反应；还可加快重氮化反应速度，增加重氮盐稳定性并防止副反应的发生。

【思考题】

1. 保证重氮化－偶合反应发生的条件是什么？

2. 盐酸普鲁卡因溶液的稳定性受哪些因素的影响？

3. 盐酸利多卡因含有酰胺键，能水解吗？为什么？

训练十一　心血管系统药物的化学性质实验

【目的】

（1）学习常用心血管系统药物的主要性质、反应原理和实验方法。

（2）观察心血管系统药物的化学反应现象。

（3）学会心血管系统药物的化学鉴别方法。

【原理】

1. 氯贝丁酯　异羟肟酸铁反应：氯贝丁酯具有酯的性质，在碱性条件下与羟胺生成异羟肟酸，加1%的三氯化铁试液生成紫色的异羟肟酸铁。

2. 硝酸异山梨酯

（1）硝酸异山梨酯经硫酸破坏后生成硝酸，加入硫酸亚铁后，生成硫酸氧氮合亚铁，在两液层界面处呈现棕色环。

（2）硝酸异山梨酯经硫酸水解后生成的亚硝酸，可与儿茶酚作用生成对亚硝基儿茶酚，在硫酸溶液中变成醌肟，又与过量的儿茶酚缩合生成暗绿色的靛酚类化合物。

3.利血平　利血平为吲哚类生物碱，具有吲哚的显色反应。

（1）利血平与钼酸钠的硫酸溶液作用，可显黄色，约5分钟后转变为蓝色。

（2）利血平与香草醛试液反应，显玫瑰红色。

（3）利血平在醋酸和硫酸溶液中，与对二甲氨基苯甲醛作用显绿色，再加冰醋酸则变为红色。

4.卡托普利　卡托普利结构中含有巯基，可与亚硝酸反应，生成红色的亚硝酰硫醇酯。

【材料】

1.药品　氯贝丁酯、硝酸异山梨酯、利血平、卡托普利。

2.试剂　乙醚、盐酸羟胺的饱和乙醇溶液、氢氧化钾的饱和乙醇溶液、稀盐酸、三氯化铁试液、浓硫酸、硫酸亚铁试液、10%儿茶酚溶液（新鲜配制）、0.1%钼酸钠的硫酸溶液、香草醛试液（新鲜配制）、对二甲氨基苯甲醛、冰醋酸、亚硝酸钠结晶、稀硫酸。

3.仪器　试管、天平、称量纸、药匙、水浴锅、量筒。

【方法】

1.氯贝丁酯　取氯贝丁酯的乙醚溶液（1→10）数滴，加盐酸羟胺的饱和乙醇溶液与氢氧化钾的饱和乙醇溶液各2~3滴，置水浴上加热约2分钟，冷却，加稀盐酸使成酸性，加1%三氯化铁溶液1~2滴，即显紫色。

2.硝酸异山梨酯

（1）取硝酸异山梨酯约10mg，置试管中，加水1ml与浓硫酸2ml，混匀，溶解后放冷，沿管壁缓缓加硫酸亚铁试液3ml，使成两液层，接界面显棕色。

（2）取本品约2mg，置试管中，加新鲜配制的10%儿茶酚溶液3ml，混合摇匀后，注意慢慢滴加硫酸6ml，溶液即显暗绿色。

如供试品为硝酸异山梨酯片，则可取本品细粉适量（约相当于硝酸异山梨酯20mg），加三氯甲烷10ml，充分振摇，滤过，滤液置60℃以下水浴上蒸去三氯甲烷，残渣置试管中，照上述方法进行实验。

3.利血平

（1）取利血平约1mg，加0.1%钼酸钠的硫酸溶液0.3ml，即显黄色，约5分钟后转变为蓝色。

（2）取利血平约1mg，加新制的香草醛试液0.2ml，约2分钟后显玫瑰红色。

（3）取利血平约 0.5mg，加对二甲氨基苯甲醛 5mg、冰醋酸 0.2ml 与硫酸 0.2ml，混匀，即显绿色；再加冰醋酸 1ml，转变为红色。

如供试品为利血平片，则可取本品细粉适量（约相当于利血平 2.5mg），用三氯甲烷 10ml 提取，滤过，滤液蒸干，残渣照上述方法进行实验。

4.卡托普利　取卡托普利约 25mg，加乙醇 2ml 溶解后，加亚硝酸钠结晶少许与稀硫酸 10 滴，振摇，溶液显红色。

如供试品为卡托普利片，取本品细粉适量（约相当于卡托普利 50mg），加乙醇 4ml 振摇使卡托普利溶解，滤过，滤液照上述方法进行实验。

> 注意事项
>
> （1）硝酸异山梨酯在室温及干燥状态下较稳定，但遇强热或撞击会发生爆炸，实验中需加以注意。
>
> （2）利血平遇光色渐变深，故应遮光密封保存。
>
> （3）卡托普利具有巯基结构，因此有类似蒜的特臭。

【思考题】

1.硝酸异山梨酯与 10% 儿茶酚溶液的显色反应中，为什么儿茶酚溶液必须是新鲜配制的?

2.常用的一线抗高血压药有哪些?

训练十二　利尿药的化学性质实验

【目的】

（1）学习常用利尿药的主要性质、反应原理和实验方法。

（2）观察利尿药的化学反应现象。

（3）学会利尿药的化学鉴别方法。

【原理】

1.呋塞米

（1）本品的钠盐水溶液，加硫酸铜试液生成绿色沉淀。

（2）本品的乙醇溶液与对二氨基苯甲醛试液反应显绿色，逐渐变为深红色。

2. 依他尼酸 本品分子中具有 α,β- 不饱和酮的结构，在水溶液中不稳定，尤其在碱性溶液中易分解，其分解产物甲醛与变色酸钠在硫酸溶液中显深紫色。

3. 吲达帕胺

（1）本品与过氧化氢试液和三氯化铁试液反应，产生棕红色沉淀。

（2）本品制成氢氧化钠的饱和溶液，加硫酸铜试液，即产生土黄色或棕色沉淀。

4. 布美他尼

（1）本品的无水乙醇溶液在紫外灯（365nm）下显紫色荧光。

（2）本品加甲酸钠碱性溶液后加热至显灰色并略炭化，放冷后加硫酸溶液和铁氰化钾试液，即显绿色，渐生成蓝色沉淀。

【材料】

1. 药品 呋塞米、依他尼酸、吲达帕胺、布美他尼。

2. 试剂 氢氧化钠试液、硫酸铜试液、对二甲氨基苯甲酸试液、乙醇、硫酸、10% 变色酸钠溶液、三氯化铁试液、过氧化氢试液、氢氧化钠溶液（0.4 → 100）、无水乙醇、甲酸钠碱性溶液、硫酸溶液（1 → 2）、铁氰化钾试液。

3. 仪器 试管、烧杯、天平、称量纸、药匙、水浴锅、电炉、量筒、紫外灯、点滴反应板。

【方法】

1. 呋塞米

（1）取呋塞米约 0.25mg，加水 5ml，滴加氢氧化钠试液使溶解，加硫酸铜试液 1 ~ 2 滴，即生成绿色沉淀。

（2）取呋塞米 25mg，置试管中，加乙醇 2.5ml 溶解后，沿试管壁滴加对二甲氨基苯甲醛试液 2ml，即显绿色，渐变深红色。

如供试品为呋塞米片，则可取本品细粉适量（约相当于呋塞米 80mg），加乙醇 10ml，振摇使呋塞米溶解，滤过，滤液蒸干，残渣照上述方法进行实验。

2. 依他尼酸 取依他尼酸约 30mg，加氢氧化钠试液 2ml，置水浴中加热 5 分钟，放冷，加硫酸溶液（1 → 2）0.25ml 与 10% 变色酸钠溶液 0.5ml，小心加硫酸 2ml，即显深紫色。

若供试品为依他尼酸片，则可直接取本品细粉适量（约相当于依他尼酸 0.1g），用乙醇 10ml 搅拌使依他尼酸溶解，滤过，滤液置水浴上蒸干，残渣照上述方法进行实验。

3. 吲达帕胺

（1）取吲达帕胺约 50mg，加水 3ml，振摇，加过氧化氢试液 0.5ml，振摇，微微加热至近沸，放冷，滤过，滤液中加三氯化铁试液 3 滴，摇匀，加氢氧化钠试液 1 ~ 2 滴，即产生棕红色沉淀。

（2）取吲达帕胺约 50mg，滴加氢氧化钠溶液（0.4→100）1 ~ 2ml 制成饱和溶液，滤过，滤液中加硫酸铜试液 1 滴，即产生土黄色或棕色沉淀。

若供试品为吲达帕胺片，则可直接取本品细粉适量（约相当于吲达帕胺 50mg），用丙酮 20ml 研磨，滤过，滤液置水浴上蒸干，残渣照上述方法进行实验。

4. 布美他尼

（1）取布美他尼约 1mg，加无水乙醇 2ml 溶解后，置紫外灯（365nm）下检视，显紫色荧光。

（2）取布美他尼约 5mg，加甲酸钠碱性溶液（取甲酸钠 5g 与氢氧化钠 6g，加水溶解成 100ml）1 滴，缓缓加热至干，继续加热至显灰色并略炭化，放冷，加硫酸溶液（1→2）0.5ml，滤过，滤液置点滴反应板上，加铁氰化钾试液 1 滴，即显绿色，渐生成蓝色沉淀。

若供试品为布美他尼片，则取本品 10 片，研细，加无水乙醇 10ml，振摇使布美他尼溶解，滤过，滤液照上述方法进行实验。

知识链接——点滴板

点滴板（spot plate）是带有孔穴（或凹穴）的瓷板或厚玻璃板，有白色和黑色两种，在化学定性分析中做显色或沉淀点滴实验时用。点滴反应在孔穴（或凹穴）中进行，有显色反应的用白瓷（透明厚玻璃）板，白色或黄色沉淀用黑瓷（深色厚玻璃）板。点滴板有 6 孔、9 孔、12 孔等规格，因此在同一块板上可以做对照实验，便于洗涤但不能用于加热反应。

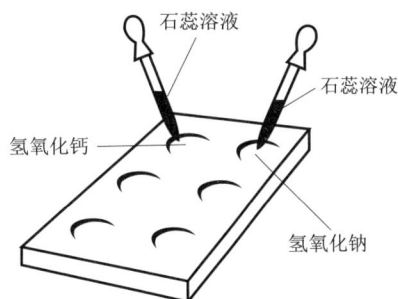

注意事项

对于药品的制剂性质实验，应该先做预处理，然后称取适量的样品，照上述方法进行，实验现象应同原料药的鉴别实验。

【思考题】

1. 使用哪种利尿药时应注意补钾？为什么？

2. 利尿药有哪些结构类型？各举一例药物。

训练十三　合成抗菌药的化学性质实验

【目的】

（1）学习常用合成抗菌药的主要性质、反应原理和实验方法。

（2）观察合成抗菌药发生重氮化－偶合反应、铜盐反应、含氮杂环的生物碱反应和银镜反应现象。

（3）学会合成抗菌药的化学鉴别方法。

【原理】

1. 磺胺类药物

（1）重氮化－偶合反应。磺胺甲噁唑（SMZ）、磺胺嘧啶（SD）具芳香第一胺结构，在酸性条件下与亚硝酸生成重氮盐，重氮盐在碱性条件下与 β－萘酚进行偶合反应，生成红色沉淀。

（2）铜盐反应。SMZ、SD、磺胺醋酰钠（SA-Na）的磺酰胺基上的氢原子具弱酸性，在碱性条件下可被铜离子取代生成不溶性的铜盐沉淀。

（3）生物碱沉淀剂反应。SD 中 N^1 上的氢被含氮杂环取代，在酸性溶液中，可与生物碱沉淀试剂反应，生成沉淀。

2. 异烟肼　银镜反应。本品分子中肼基具有还原性，与氨制硝酸银作用即放出氮气并有银镜生成。

3. 吡嗪酰胺　本品水溶液加硫酸亚铁试液显橙红色，再加氢氧化钠试液使成碱性后，转变为蓝色。

4. 盐酸乙胺丁醇　本品水溶液加硫酸铜试液，再加氢氧化钠试液生成深蓝色配合物。

【材料】

1. 药品　SMZ、SD、SA-Na、异烟肼、吡嗪酰胺、盐酸乙胺丁醇。

2. 试剂　稀盐酸、亚硝酸钠试液、碱性 β－萘酚试液、1mol/L 脲溶液、0.4% 氢氧化钠溶液、硫酸铜试液、2.5% 碘酊、氨制硝酸银试液、硫酸亚铁试液。

3. 仪器　试管、天平、称量纸、药匙、水浴锅、漏斗、滤纸、量筒。

知识链接——液体试剂的取用

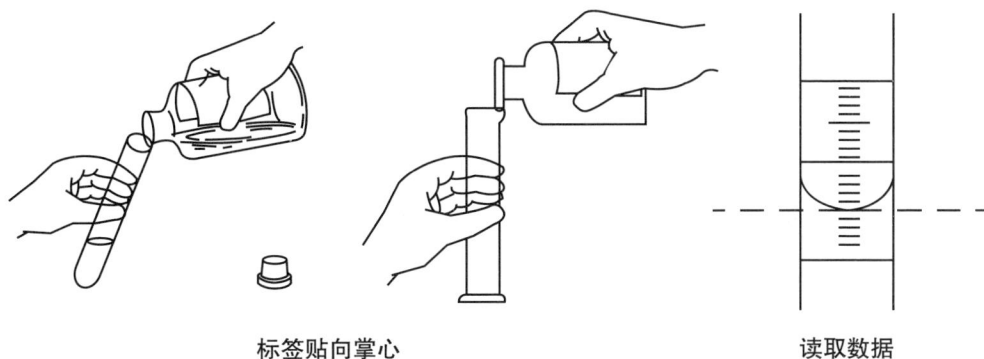

标签贴向掌心　　　　　　　　　　　读取数据

【方法】

1. 磺胺类药物

（1）取试管两支，分别加药品 SMZ、SD 约 50mg，于每支试管中加稀盐酸 1ml，振摇使溶解，加 0.1mol/L 亚硝酸钠试液数滴，加与 0.1mol/L 亚硝酸钠溶液等体积的 1mol/L 脲溶液，振摇 1 分钟，滴加碱性 β- 萘酚试液数滴，即产生红色沉淀。

（2）取试管三支，分别加药品 SMZ、SD、SA-Na 约 0.1g，前两支试管加水与 0.4% 氢氧化钠溶液各 3ml，振摇使溶解，滤过，取滤液，加硫酸铜试液 1 滴，即生成特殊颜色的铜盐沉淀（表 2-2）；后一支试管加水 3ml 溶解后，加硫酸铜试液 5 滴，生成蓝绿色铜盐沉淀。

（3）取磺胺嘧啶约 0.1g，加稀盐酸使溶解后，加 2.5% 碘酊 4 ~ 5 滴，即产生棕褐色沉淀。

2. **异烟肼**　取异烟肼约 10mg，置试管中，加水 2ml 溶解后，加氨制硝酸银试液 1ml，即产生气泡与黑色浑浊，并在试管壁上生成银镜。

如供试品为异烟肼片，则可取本品细粉适量（约相当于异烟肼 0.1g），加水 10ml，振摇，滤过，滤液照上述方法进行实验。

3. **吡嗪酰胺**　取吡嗪酰胺 0.1g，加水 10ml 溶解，加硫酸亚铁试液 1ml，溶液显橙红色；加氢氧化钠试液使成碱性后，转变为蓝色。

如供试品为吡嗪酰胺片，则可取本品细粉适量（约相当于吡嗪酰胺 0.5g），加无水乙醇 10ml，研磨使溶解，滤过，滤液水浴蒸干，取残渣照上述方法进行实验。

4. **盐酸乙胺丁醇**　取盐酸乙胺丁醇约 20mg，加水 2ml 溶解后，加硫酸铜试液 2 ~ 3 滴，摇匀，再加氢氧化钠试液 2 ~ 3 滴，显深蓝色。

注意事项

（1）亚硝酸钠与盐酸反应生成亚硝酸，亚硝酸极不稳定，易分解，故芳香第一胺结构的重氮化实验中，应注意操作顺序。

（2）SMZ、SD与硫酸铜试液反应，严格按要求加入碱量，使药品部分溶解，然后倾取上清液进行性质实验，可避免氢氧化铜沉淀的干扰。

（3）磺胺类药物的铜盐，随取代基的不同而颜色不同，以此可区分各种磺胺药。实验中磺胺类药物的沉淀颜色见表2-2。

（4）若供试品为片剂，可取片剂粉末适量（约相当于SD、SMZ各0.5g），加氨试液10ml，研磨使SD、SMZ溶解于氨试液中，加水10ml，滤过，滤液置水浴上蒸发，使氨挥散，放冷，加醋酸使成酸性，即析出沉淀，滤过，沉淀照上述方法进行实验。若SA-Na为滴眼液，则取2ml滴加硫酸铜试液进行铜盐反应。

表2-2　磺胺类药物与铜盐反应的现象

药物名称	沉淀颜色
磺胺甲噁唑	草绿色沉淀
磺胺嘧啶	黄绿色沉淀，放置后变为紫色
磺胺醋酰钠	蓝绿色沉淀

【思考题】

1. 用何种方法可以区别不同的磺胺类药物?

2. 做磺胺嘧啶的铜盐反应，如何能保持所加的氢氧化钠的量不会过多?

训练十四　抗生素类药物的化学性质实验

【目的】

（1）学习常用抗生素类药物的主要性质、反应原理和实验方法。

（2）了解影响抗生素稳定性的因素。

（3）学会抗生素类药物的化学鉴别方法。

【原理】

1. 青霉素钠

（1）青霉素钠在酸性条件下不稳定，发生水解并进行分子内重排，生成青霉二酸，得到不溶于水但可溶于有机溶剂的白色沉淀。

（2）青霉素钠呈钠盐的火焰反应。

2. 硫酸链霉素

（1）麦芽酚反应。硫酸链霉素在碱性条件下糖苷键迅速水解，生成的链霉糖经脱水重排为麦芽酚，在微酸性溶液中，麦芽酚与 Fe^{3+} 形成紫红色配位化合物。

（2）坂口反应。硫酸链霉素在碱性条件下的水解产物链霉胍可与 8-羟基喹啉乙醇溶液和次溴酸钠溶液反应，显橙红色。

（3）硫酸盐反应。硫酸链霉素溶解后与氯化钡试液生成白色的硫酸钡沉淀。

3. 红霉素 红霉素大环内酯结构中的内酯键和苷键遇酸水解断裂，生成有色化合物。

4. 氯霉素 氯霉素分子中的硝基经氯化钙和锌粉还原成羟胺衍生物，再和苯甲酰氯生成酰胺化物，该化合物和 Fe^{3+} 生成紫红色配合物。

5. 盐酸四环素 盐酸四环素具酚羟基结构，可与三氯化铁显色，也可与浓硫酸生成氧盐而显色。

【材料】

1. 药品 青霉素钠、硫酸链霉素、红霉素、氯霉素、盐酸四环素。

2. 试剂 稀盐酸、三氯甲烷、乙醚、乙醇、氢氧化钠试液、硫酸铁铵试液、0.1%
8-羟基喹啉的乙醇溶液、次溴酸钠试液、氯化钡试液、硝酸、硫酸、丙酮、盐酸、稀乙醇、1% 氯化钙溶液、锌粉、苯甲酰氯、三氯化铁试液。

3. 仪器 试管、天平、称量纸、药匙、水浴锅、量筒。

> **知识链接——固体试剂的取用**
>
> 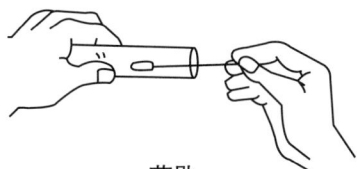　　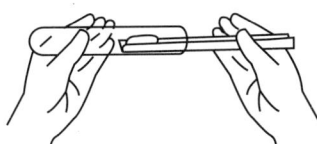　　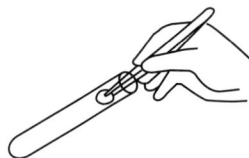
>
> 药匙　　　　　　　　　　纸槽　　　　　　　　　　镊子

【方法】

1. 青霉素钠

（1）取青霉素钠约 40mg，加水 2ml 使溶解，加稀盐酸 1 滴，即生成白色沉淀，该沉淀能在三氯甲烷、乙醚、乙醇或过量盐酸中溶解。

（2）取铂丝，用盐酸润湿后，蘸取青霉素钠，在无色火焰中燃烧，火焰即显黄色。

2. 硫酸链霉素

（1）取硫酸链霉素约 20mg，加水 5ml 溶解后，加氢氧化钠试液 0.3ml，置水浴上加热 5 分钟（药量越大，温度越高，加热时间越长，所显颜色越深），加硫酸铁铵试液（取硫酸铁铵 0.1g，加 0.5mol/L 的硫酸溶液 5ml 使溶解）0.5ml，即显紫红色。

（2）取硫酸链霉素约 0.5mg，加水 4ml 溶解后，加氢氧化钠试液 2.5ml 与 0.1% 8-羟基喹啉的乙醇溶液 1ml，放冷至约 15℃，加次溴酸钠试液 3 滴，即显橙红色。

（3）取硫酸链霉素约 0.2mg，加蒸馏水 2ml 溶解后，加氯化钡试液，即生成白色沉淀；分离，沉淀在盐酸或硝酸中均不溶解。

3. 红霉素

（1）取红霉素 5mg，加硫酸 1ml，缓缓摇匀，即显红棕色。

（2）取红霉素 3mg，加丙酮 2ml 振摇溶解后，加盐酸 2ml，即显橙黄色，渐变为紫红色，再加三氯甲烷 2ml 并振摇，三氯甲烷层显紫色。

4. 氯霉素

取氯霉素 10mg，加稀乙醇 1ml 溶解后，加 1% 氯化钙溶液 3ml 与锌粉 50mg，置水浴上加热 10 分钟，倾取上清液，加苯甲酰氯约 0.1ml，立即强力振摇 1 分钟，加三氯化铁试液 0.5ml 与三氯甲烷 2ml，振摇，水层显紫红色。如按同一方法，但不加锌粉实验，应不显色。

若供试品为氯霉素片，则取本品 1 片，除去包衣后，研细，加乙醇 10ml，振摇，使氯霉素溶解，滤过，滤液蒸干，残渣照上述两种方法进行实验。

5. 盐酸四环素

取盐酸四环素约 0.5mg，加硫酸 2ml，即显深紫色，再加三氯化铁试液 1 滴，溶液变为红棕色。

若供试品为盐酸四环素片，则可取本品细粉适量（约相当于盐酸四环素 25mg），用热乙醇 25ml，浸渍 20 分钟后滤过，滤液置水浴上蒸干，残渣照上述两种方法进行实验。

注意事项

（1）青霉素钠有引湿性，遇酸、碱、氧化剂等分解变质，故应在实验使用时再开封使用。

（2）使用青霉素钠盐有可能引起过敏反应，应注意。

（3）所用试药若为注射剂（液、粉针）可直接使用，若为片剂，应剥去肠溶衣，用乳钵研细后，取适量细粉使用。

（4）红霉素第二项实验，须待溶液出现紫红色后再加三氯甲烷振摇，否则三氯甲烷层不易看到紫色。

【思考题】

1. 在青霉素钠的水解实验中，若加酸过多会出现什么现象？

2. 比较青霉素、链霉素、氯霉素的稳定性。

3. 氯霉素加氯化钙溶液与锌粉起什么作用？反应产物是什么？与用盐酸－锌粉有什么不同？

训练十五　甾体药物的化学性质实验

【目的】

（1）学习常用甾体药物的主要性质、反应原理和实验方法。

（2）观察甾体药物发生化学反应的现象。

（3）学会甾体药物的化学鉴别方法。

【原理】

甾体药物可与浓硫酸－乙醇发生显色反应。①具有甲酮基的甾体药物，加甲醇溶解，再加亚硝基铁氰化钠、碳酸钠及醋酸铵，生成蓝紫色复合物，其他甾体呈淡橙色或不显色。亚硝基铁氰化钠是黄体酮专属而灵敏的反应试剂。②具有 4-烯-3-酮结构的甾体药物可与异烟肼反应，生成具有颜色的异烟腙。③具有酚羟基的甾体药物可与铁-酚试剂发生显色反应。④具有乙炔基的甾体药物可与硝酸银试液反应，生成乙炔银的白色沉淀。⑤具有酯键的甾体药物可发生水解反应。⑥具有 C_{17} 位 α-醇酮基的甾体药物可还原酒石酸铜，产生红色的 Cu_2O 沉淀。

【材料】

1. 药品　雌二醇、己烯雌酚、甲睾酮、黄体酮、醋酸地塞米松、醋酸氢化可的松、炔雌醇。

2. 试剂　硫酸、三氯化铁试液、硫酸－乙醇（2∶1）、甲醇、亚硝基铁氰化钠、碳酸钠、醋酸铵、异烟肼、稀盐酸、碱性酒石酸铜试液、乙醇、硝酸银试液。

3. 仪器　试管、水浴锅、电热套、研钵、小滴瓶、洗瓶、药匙、紫外灯。

【方法】

1. 雌二醇　取雌二醇约 2ml，加硫酸 2ml 溶解，溶液显黄绿色荧光，加三氯化铁试液 2 滴，即呈草绿色，再加水稀释，溶液变为红色。

2. 己烯雌酚　取己烯雌酚约 10mg，加硫酸 1ml 溶解后，溶液显橙黄色（己烯雌酚为淡黄色）；加水 10 ml 稀释后，橙黄色即消失。

如供试品为己烯雌酚片，可取本品细粉适量（约相当于己烯雌酚 20mg），置分液漏斗中，加含有盐酸 2 滴的水 15ml 后，用乙醚 30ml 振摇提取，分取乙醚液，蒸干，残渣照上述方法进行实验。

3. 甲睾酮　取甲睾酮 5mg，加硫酸－乙醇（2∶1）1ml 使溶解，即显黄色并带有黄绿色荧光。

如供试品为甲睾酮片，可取本品细粉适量（约相当于甲睾酮 10mg），加乙醇或三氯甲烷 10ml，搅拌使甲睾酮溶解，滤过，滤液置水浴上蒸干，残渣照上述方法进行实验。

4. 黄体酮

（1）取黄体酮约 5mg，加甲醇 0.2ml 溶解后，加亚硝基铁氰化钠的细粉约 3mg、碳酸钠与醋酸铵各约 50mg，摇匀，放置 10 ～ 30 分钟，应显蓝紫色。

（2）取黄体酮约 0.5mg，加异烟肼约 1mg，用甲醇 1ml 溶解后，加稀盐酸 1 滴，即显黄色。

5. 醋酸地塞米松　取醋酸地塞米松约 10mg，加甲醇 1ml，微温溶解后，加热的碱性酒石酸铜试液 1ml，即生成红色沉淀。

如供试品为醋酸地塞米松片，可取本品细粉适量（约相当于醋酸地塞米松 15mg），加丙酮 20ml，振摇使醋酸地塞米松溶解，滤过，滤液置水浴上蒸干，取残渣经常温减压干燥 12 小时，照上述方法进行实验。

6. 醋酸氢化可的松　取醋酸氢化可的松约 2mg，加硫酸 2ml 使溶解，溶液即显黄至棕黄色，并带绿色荧光。

如供试品为醋酸氢化可的松片，可取本品细粉适量（约相当于醋酸氢化可的松60mg），用三氯甲烷提取 2 次，每次 10ml，合并三氯甲烷液，滤过，滤液置水浴上蒸干，残渣照上述方法进行实验。

7. 炔雌醇

（1）取炔雌醇 2mg，加硫酸 2ml 溶解后，溶液显橙红色，在反射光线下出现黄绿色荧光；将此溶液倾入水 4ml 中，即生成玫瑰红色絮状沉淀。

（2）取炔雌醇 10mg，加乙醇 1ml 溶解后，加硝酸银试液 5 ~ 6 滴，即生成白色沉淀。

如供试品为炔雌醇片，可取本品细粉适量（约相当于炔雌醇 20μg），加无水乙醇 5ml，研磨数分钟，滤过，滤液置水浴上蒸干，残渣照上述方法进行实验。

知识链接——滤液的蒸干

①在加热过程中，用玻璃棒不断搅拌（作用：加快蒸发，防止由于局部温度过高，造成液滴飞溅）。②当液体接近蒸干（或出现较多量固体）时停止加热，利用余热将剩余水分蒸发掉，以避免固体因受热而进溅出来。③热的蒸发皿要用坩埚钳夹取，热的蒸发皿如需立即放在实验台上，要垫上石棉网。

注意事项

对于药品的制剂性质实验，应该先做预处理，然后称取适量的样品，照上述方法进行，实验现象应同原料药的鉴别实验。

【思考题】

1. 写出甾体类药物的基本结构。

2. 黄体酮可与高铁离子络合显色，如与亚硝基铁氰化钠反应显蓝紫色，是因为结构中含有什么基团？

训练十六　水溶性维生素类药物的化学性质实验

【目的】

（1）学习常用水溶性维生素药物的主要性质、反应原理和实验方法。

（2）观察水溶性维生素药物的化学性质反应的现象。

（3）学会水溶性维生素药物的化学鉴别方法。

【原理】

1. 维生素 B_1

（1）硫色素反应。维生素 B_1 易被氧化成硫色素，硫色素可溶于正丁醇中，呈现较强的蓝色荧光，加酸使成酸性，荧光消失；碱化后，荧光又显现。

（2）生物碱反应。维生素 B_1 的结构中有嘧啶环和噻唑环两个杂环，与二氯化汞、碘、碘化汞钾试液等生物碱沉淀剂试液可以产生沉淀。

2. 维生素 B_2　维生素 B_2 的水溶液呈黄绿色荧光，pH 6 ~ 7 时荧光最强，加入酸或碱，本品即解离，荧光消失；也可被还原剂连二亚硫酸钠还原，生成水溶性较小的无荧光化合物。

3. 维生素 B_6　维生素 B_6 与氯亚氨基 –2,6– 二氯醌试液作用，可发生显色反应；它还可以与硼酸生成配合物，就不能再与氯亚氨基 –2,6– 二氯醌试液发生反应。

4. 维生素 C　维生素 C 分子结构中具有连二烯醇结构，有较强的还原性，在碱性溶液中与硝酸银试液发生银镜反应；此外，还能使 2,6– 二氯靛酚钠试液褪色。

5. 烟酸　烟酸与 2,4– 二硝基氯苯共熔后，再加乙醇制氢氧化钾试液显紫红色；与硫酸铜试液生成淡蓝色沉淀。

【材料】

1. 药品　维生素 B_1、维生素 B_2、维生素 B_6、维生素 C、烟酸。

2. 试剂　10% 氢氧化钠溶液、铁氰化钾试液、正丁醇、硫酸、盐酸、二氯化汞试液、碘试液、碘化汞钾试液、连二亚硫酸钠固体、20% 醋酸钠溶液、4% 硼酸溶液、氯亚氨基 –2,6– 二氯醌试液、硝酸银试液、二氯靛酚钠试液、2,4– 二硝基氯苯、乙醇制氢氧化钾试液、0.4% 氢氧化钠溶液、硫酸铜试液、石蕊试纸。

3. 仪器　试管、天平、称量纸、药匙、水浴锅、电热套、研钵、滴管、烧杯、紫外灯。

【方法】

1. 维生素 B_1

（1）取维生素 B_1 约 5mg，加氢氧化钠试液 2.5ml 溶解后，加铁氰化钾试液 0.5ml 与正丁醇 5ml，强力振摇 2 分钟，放置使分层，上面的醇层显强烈的蓝色荧光；滴加硫酸成酸性，荧光迅速消失；再滴加 10% 的氢氧化钠溶液成碱性，荧光恢复。

（2）取本品约 30mg，加水 3ml 溶解后，分成三份。第一份加二氯化汞试液 2 滴，产生白色沉淀；第二份加碘试液 2 滴，产生棕色沉淀；第三份加碘化汞钾试液 2 滴，产生黄色沉淀。

若供试品为维生素 B_1 片，则应取本品细粉适量，加水搅拌使维生素 B_1 溶解，滤过，滤液蒸干后，取残渣照上述两种方法实验。

2. 维生素 B_2　取维生素 B_2 约 1mg，加水 100ml 溶解后，溶液在透射光下显淡黄绿色并有强烈的黄绿色荧光。将溶液平均分成三份：第一份加盐酸 3 滴，荧光迅速消失；第二份加 10% 的氢氧化钠溶液，荧光即消失；第三份加连二亚硫酸钠结晶少许，摇匀后，黄色即消退，荧光亦消失。

若供试品为维生素 B_2 片，则应取本品细粉适量（相当于维生素 B_2 约 1mg），加水 100ml，振摇，浸渍数分钟使维生素 B_2 溶解，滤过，取滤液照上述方法实验。

3. 维生素 B_6　取维生素 B_6 约 10mg，加水 100ml 溶解后，取 2 份 1ml，分别置甲、乙两支试管中，各加 20% 醋酸钠溶液 2ml，甲管中加水 1ml，乙管中加 4% 硼酸溶液 1ml，混匀，各迅速加氯亚氨基 –2,6– 二氯醌试液 1ml。甲管中显蓝色，几分钟后即消失，并转变为红色；乙管中不显蓝色。

若供试品为维生素 B_6 片，则应取本品细粉适量（相当于维生素 $B_6$10mg），加 20% 醋酸钠溶液 5ml，振摇使维生素 B_6 溶解，滤过，滤液加水使成 100ml，照上述方法实验。

4. 维生素 C　取维生素 C 约 0.2g，加水 10ml 溶解后，平均分成两等份，一份加硝酸银试液 0.5ml，即生成银的黑色沉淀；另一份加 2,6– 二氯靛酚钠试液 1 ~ 2 滴，试液颜色立即消失。

若供试品为维生素 C 片，则应取本品细粉适量（相当于维生素 C 约 0.2g），加 10ml 水，振荡使维生素 C 溶解，滤过，取滤液照上述方法实验。

> **知识链接——过滤的注意事项**
>
> 过滤时需要"一贴二低三靠"。① "一贴"：滤纸紧贴漏斗的内壁。② "二低"：滤纸的边缘低于漏斗口；漏斗内的液面低于滤纸的边缘。③ "三靠"：漏斗下端的管口紧靠烧杯内壁；用玻璃棒引流时，玻璃棒下端轻靠在三层滤纸的一边；用玻璃棒引流时，烧杯尖嘴紧靠玻璃棒中部。
>
> 过滤后，滤液仍然浑浊的可能原因有：①承接滤液的烧杯不干净；②倾倒液体时液面高于滤纸边缘；③滤纸破损。

5. 烟酸

（1）取烟酸约 4mg，加 2,4– 二硝基氯苯 8mg，研匀，置试管中，缓缓加热熔化后，再加热数秒钟，放冷，加乙醇制氢氧化钾试液 3ml，即显紫红色。

（2）取烟酸约 50mg，加水 20ml 溶解后，滴加 0.4% 氢氧化钠溶液至遇石蕊试纸显中性反应，加硫酸铜试液 3ml，即缓缓析出淡蓝色沉淀。

若供试品为烟酸片，则应取本品细粉适量（相当于烟酸约 0.25g），加水 100ml 使烟酸溶解后，滤过，取滤液照上述方法实验。

注意事项

（1）若供试品为注射剂，则可直接取样实验；但若为片剂，须先称取其适量的样品粉末，然后进行适当的处理，再照上述方法进行，实验现象应与原料药相同。

（2）维生素 B_1 第一项实验如加稀硝酸荧光未消失，是因为酸加入的量不够，需继续加酸，荧光会消失。同理，碱要加够量，荧光才能又出现。

（3）维生素 B_2 的实验中，溶液应尽可能澄清，越稀的溶液现象越明显。

（4）做完银镜反应实验后的试管，若试管洗不干净，可加入硝酸数滴（必要时加热），即可洗净。

【思考题】

1. 维生素 B_1、维生素 B_2、维生素 B_6 的性质各不相同，它们的共同点是什么？

2. 维生素 B_2 加酸、加碱荧光消失的原因是什么？

3. 维生素 C 鉴别的依据是什么？

四、药物的处方配伍实验训练

训练十七　药物在不同溶媒中的稳定性实验

【目的】

（1）熟悉临床药物静配过程中常用的溶媒。

（2）掌握临床药物静配过程中溶媒的选择原则。

（3）树立安全用药意识，确保临床用药安全有效。

【原理】

1. 0.9% 氯化钠注射液　0.9% 氯化钠注射液是临床常用的等渗溶媒，显中性，pH=7，酸性或碱性不稳定的药物（如青霉素类和头孢菌素类）最适合选择此溶媒。

2. 5% 葡萄糖注射液　5% 葡萄糖注射液也是临床常用的等渗溶媒，显弱酸性，pH 3.2 ~ 5.5，适合作为大部分药品的溶媒，但青霉素、头孢菌素以及碱性的药物会被破坏而失效，不适合选用。

3. 葡萄糖氯化钠注射液　葡萄糖氯化钠注射液是复方溶液，有热量又有电解质，更适合需要补充电解质的患者，但是该溶液显弱酸性，pH 3.5 ~ 5.5，不适合作为青霉素、头孢菌素以及碱性药物的溶媒。

【材料】

1. 药品　硫酸锌注射液（规格：6ml∶0.15g）、甘露醇注射液（规格：20ml∶4g）、呋塞米注射液（规格：2ml∶20mg）、注射用阿莫西林克拉维酸钾（规格：0.6g）。

2. 试剂　0.9% 氯化钠注射液、5% 葡萄糖注射液、葡萄糖氯化钠注射液。

3. 仪器　天平、称量纸、药匙、试管、量筒。

【方法】

1. 硫酸锌注射液

（1）取本品 2ml 置于一支洁净的试管中，加 5% 葡萄糖注射液 2ml 摇匀，静置，分别于 10、20、30、60 分钟后观察并记录现象。

（2）取本品 2ml 置于一支洁净的试管中，加 0.9% 氯化钠注射液 2ml 摇匀，静置，分别于 10、20、30、60 分钟后观察并记录现象。

（3）取本品 2ml 置于一支洁净的试管中，加葡萄糖氯化钠注射液 2ml 摇匀，静置，分别于 10、20、30、60 分钟后观察并记录现象。

2. 甘露醇注射液

（1）取本品 2ml 置于一支洁净的试管中，加 5% 葡萄糖注射液 2ml 摇匀，静置，分别于 10、20、30、60 分钟后观察并记录现象。

（2）取本品 2ml 置于一支洁净的试管中，加 0.9% 氯化钠注射液 2ml 摇匀，静置，分别于 10、20、30、60 分钟后观察并记录现象。

（3）取本品 2ml 置于一支洁净的试管中，加葡萄糖氯化钠注射液 2ml 摇匀，静置，分别于 10、20、30、60 分钟后观察并记录现象。

3. 呋塞米注射液

（1）取本品 2ml 置于一支洁净的试管中，加 5% 葡萄糖注射液 2ml 摇匀，静置，分别于 10、20、30、60 分钟后观察并记录现象。

（2）取本品 2ml 置于一支洁净的试管中，加 0.9% 氯化钠注射液 2ml 摇匀，静置，分别于 10、20、30、60 分钟后观察并记录现象。

（3）取本品 2ml 置于一支洁净的试管中，加葡萄糖氯化钠注射液 2ml 摇匀，静置，分别于 10、20、30、60 分钟后观察并记录现象。

4. 注射用阿莫西林克拉维酸钾

（1）取本品约 0.1g 置于一支洁净的试管中，加 5% 葡萄糖注射液 5ml 振摇溶解，分别于 10、20、30、60 分钟后观察并记录现象。

（2）取本品约 0.1g 置于一支洁净的试管中，加 0.9% 氯化钠注射液 5ml 振摇溶解，分别于 10、20、30、60 分钟后观察并记录现象。

（3）取本品约 0.1g 置于一支洁净的试管中，加葡萄糖氯化钠注射液 5ml 振摇溶解，分别于 10、20、30、60 分钟后观察并记录现象。

注意事项

有青霉素过敏史的同学应注意避免直接接触药品。

【思考题】

临床药物静配过程中如何选择溶媒？

训练十八　乳酸钠林格注射液与不同药物之间的配伍实验

【目的】

（1）熟悉乳酸钠林格注射液的主要成分。

（2）掌握乳酸钠林格注射液与其他药物的配伍原则。

（3）树立安全用药意识，确保临床用药安全有效。

【原理】

乳酸钠林格注射液是一种成分与血浆成分接近的临床常用胃肠外补液，为乳酸钠、氯化钠、氯化钾与氯化钙组成的复方灭菌水溶液，pH 6.0 ~ 7.5。能与 Ca^{2+} 发生化学反应的药物都不适宜与乳酸钠林格注射液进行配伍。注射用头孢拉定含有碳酸钠，与含钙溶液如乳酸钠林格注射液有配伍禁忌。

【材料】

1. 药品　乳酸钠林格注射液（规格：250ml）、乳酸左氧氟沙星注射液（规格：2ml：0.2g）、注射用盐酸四环素（规格：0.25g）、注射用亚胺培南西司他丁钠（规格：

亚胺培南 500mg 和西司他丁 500mg）、注射用头孢拉定（规格：0.5g）、注射用地塞米松磷酸钠（规格：1ml∶5mg）、注射用甲硫氨酸维生素 B_1（规格：甲硫氨酸 100mg 和维生素 B_1 10mg）。

2. 试剂　0.9% 氯化钠注射液。

3. 仪器　天平、称量纸、药匙、试管、量筒。

【方法】

1. 乳酸左氧氟沙星注射液　取本品 2ml 置于一支洁净的试管中，加乳酸钠林格注射液 2ml，振摇，静置，分别于 10、20、30、60 分钟后观察并记录现象。另取一支试管，做空白对照实验。

2. 注射用盐酸四环素　取本品约 0.1g 置于一支洁净的试管中，加 0.9% 氯化钠注射液 5ml 振摇溶解，加乳酸钠林格注射液 2ml，振摇，静置，分别于 10、20、30、60 分钟后观察并记录现象。另取一支试管，做空白对照实验。

3. 注射用亚胺培南西司他丁钠　取本品约 0.1g 置于一支洁净的试管中，加 0.9% 氯化钠注射液 5ml 振摇溶解，加乳酸钠林格注射液 2ml，振摇，静置，分别于 10、20、30、60 分钟后观察并记录现象。另取一支试管，做空白对照实验。

4. 注射用头孢拉定　取本品约 0.1g 置于一支洁净的试管中，加 0.9% 氯化钠注射液 5ml 振摇溶解，加乳酸钠林格注射液 2ml，振摇，静置，分别于 10、20、30、60 分钟后观察并记录现象。另取一支试管，做空白对照实验。

5. 注射用地塞米松磷酸钠　取本品 4ml 置于一支洁净的试管中，加乳酸钠林格注射液 2ml，振摇，静置，分别于 10、20、30、60 分钟后观察并记录现象。另取一支试管，做空白对照实验。

6. 注射用甲硫氨酸维生素 B_1　取本品约 0.1g 置于一支洁净的试管中，加 0.9% 氯化钠注射液 5ml 振摇溶解，加乳酸钠林格注射液 2ml，振摇，静置，分别于 10、20、30、60 分钟后观察并记录现象。另取一支试管，做空白对照实验。

注意事项

有头孢类药物过敏史的同学应注意避免直接接触药品。

【思考题】

头孢拉定与 Ca^{2+} 不会发生化学反应，为什么注射用头孢拉定却不能与含有 Ca^{2+} 的乳酸钠林格注射液配伍？

训练十九　维生素 C 注射液与不同药物之间的配伍实验

【目的】

（1）熟悉维生素 C 的化学性质。

（2）掌握维生素 C 注射液与其他药物的配伍原则。

（3）树立安全用药意识，确保临床用药安全有效。

【原理】

维生素 C 是临床上常用的一种药物，又名 L- 抗坏血酸。因其化学结构中存在连烯二醇结构，水溶液呈酸性，同时又具有较强的还原性，故在临床上不适合与碱性药物或具有一定氧化性的药物进行配伍。

【材料】

1. 药品　维生素 C 注射液（规格：2ml：0.1g）、碳酸氢钠注射液（规格：10ml：0.5g）、氨茶碱注射液（规格：10ml：0.25g）、新斯的明注射液（规格：1ml：0.5mg）、维生素 B_2 注射液（规格：2ml：10mg）。

2. 仪器　试管、量筒。

【方法】

1. 碳酸氢钠注射液　取本品 2ml 置于一支洁净的试管中，加入维生素 C 注射液 2ml，振摇，静置，分别于 10、20、30、60 分钟后观察并记录现象。另取一支试管，做空白对照实验。

2. 氨茶碱注射液　取本品 4ml 置于一支洁净的试管中，加入维生素 C 注射液 2ml，振摇，静置，分别于 10、20、30、60 分钟后观察并记录现象。另取一支试管，做空白对照实验。

3. 新斯的明注射液　取本品 10ml 置于一支洁净的试管中，加入维生素 C 注射液 2ml，振摇，静置，分别于 10、20、30、60 分钟后观察并记录现象。另取一支试管，做空白对照实验。

4. 维生素 B_2 注射液　取本品 10ml 置于一支洁净的试管中，加入维生素 C 注射液 2ml，振摇，静置，分别于 10、20、30、60 分钟后观察并记录现象。另取一支试管，做空白对照实验。

注意事项

使用维生素 B_2 注射液的实验注意避光操作。

【思考题】

两种药物在临床上相互配伍时没有出现明显的沉淀、混浊等现象，是否认为可以在一起配伍使用？

五、药物的合成实训

训练二十　阿司匹林的合成实训

【目的】

（1）掌握水杨酸乙酰化制备阿司匹林的原理和方法。

（2）熟悉重结晶精制固体产品的原理和方法。

（3）了解阿司匹林的杂质来源及检查方法。

【原理】

阿司匹林化学名为 2-（乙酰氧基）苯甲酸，又名乙酰水杨酸，为常用的解热镇痛药。本品为白色结晶或结晶性粉末；无臭或微带醋酸臭；遇湿气即缓缓水解。在乙醇中易溶，在三氯甲烷或乙醚中溶解，在水或无水乙醚中微溶，在氢氧化钠溶液或碳酸钠溶液中溶解，但同时分解。

以水杨酸为原料，与酰化试剂乙酸酐发生乙酰化反应可制得阿司匹林。

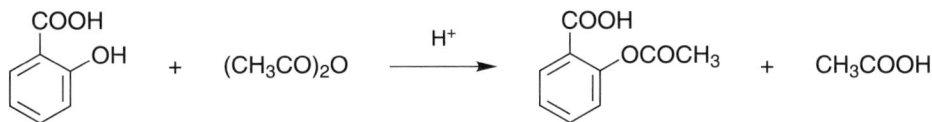

$$\text{COOH, OH} + (CH_3CO)_2O \xrightarrow{H^+} \text{COOH, OCOCH}_3 + CH_3COOH$$

【材料】

1. 原料　水杨酸。

2. 试剂　乙酸酐、浓硫酸、三氯化铁试液、无水乙醇、50% 乙醇。

3. 仪器　125ml 具塞锥形瓶、100℃温度计、150ml 烧杯、循环水真空泵、布氏漏斗、抽滤瓶、抽滤垫、滴管、表面皿、100ml 量筒、10ml 量筒、托盘天平、玻璃棒、水浴锅。

【方法】

1. **阿司匹林的合成** 取水杨酸 3g 放入 125ml 干燥锥形瓶中，加入乙酸酐 4.5g，随后滴加浓硫酸 5 滴，振摇锥形瓶使水杨酸全部溶解。然后在水浴上加热至 50 ～ 60℃，振摇，保温反应 5 ～ 10 分钟，放置，冷却至室温，即有阿司匹林晶体析出。如无晶体析出，可用玻璃棒摩擦锥形瓶壁（或在冰水中冷却），促其析出晶体。晶体析出后，加水 90ml 继续在冰水中冷却，直至晶体析出完全。抽滤，用少量冰水洗涤晶体，尽量抽干。把晶体摊在表面皿上晾干，得阿司匹林粗品。

2. **粗品的重结晶** 将粗品放入 150ml 烧杯中，在搅拌下，加入无水乙醇 9ml，继续搅拌，于水浴上微热溶解；另在 100ml 锥形瓶中加入纯化水 24ml，加热至 60℃；将粗品乙醇液倒入热水中，如有颜色，加少量活性炭脱色，趁热抽滤；滤液如有固体析出，则加热至溶解。放置，自然冷却至室温，即慢慢析出白色针状结晶，抽滤，用 50% 乙醇 3 ～ 4ml 洗涤 2 次。晶体用干净玻璃塞压紧，尽量抽去滤液。再用少量冰水洗涤 2 ～ 3 次，抽去水分，在表面皿上晾干，得阿司匹林精制品。称重。

3. **产率的计算** 产率的计算公式如下。

$$\frac{水杨酸的投料量}{阿司匹林的理论量} = \frac{水杨酸的分子量}{阿司匹林的分子量} = \frac{138.12}{180.16}$$

$$阿司匹林的理论量 = 水杨酸的投料量 \times 180.16/138.12$$

$$产率 = (实际产量 / 理论量) \times 100\%$$

4. **杂质水杨酸的检查** 取产品少许置试管中，加 50% 乙醇约 2ml，滴加三氯化铁试液 3 滴，振摇，观察应无颜色出现。

注意事项

（1）乙酸酐有毒并有较强烈的刺激性，取用时应注意不要与皮肤直接接触，并尽量在通风橱内操作，防止吸入大量蒸气。

（2）浓硫酸具有强腐蚀性，应避免触及皮肤或衣物。

（3）反应温度不宜过高，否则将会增加副产物的生成。

（4）由于阿司匹林微溶于水，所以洗涤结晶时，用水量要少些，温度要低些，以减少产品损失。

（5）阿司匹林容易水解，应避免加热干燥。必要时宜在 80℃ 以下烘干。产品密封保存于干燥处。

【思考题】

1. 制备阿司匹林时，为什么要使用干燥的仪器？

2. 在阿司匹林制备过程中应严格控制哪些条件？为什么？

3. 阿司匹林中的特殊杂质是什么？它是如何引入的？

训练二十一　对乙酰氨基酚的合成实训

【目的】

（1）掌握选择乙酰化对氨基苯酚的氨基而保留酚羟基的方法。

（2）熟悉易被氧化产品的重结晶精制方法。

【原理】

对乙酰氨基酚化学名为 4′- 羟基乙酰苯胺，又名扑热息痛，为常用的解热镇痛药。本品为白色结晶或结晶性粉末；无臭。在热水或乙醇中易溶，在丙酮中溶解，在水中略溶。熔点 168 ~ 172℃。

用计算量的乙酸酐与对氨基苯酚在水中反应，可迅速完成 N- 乙酰化而保留酚羟基，制得对乙酰氨基酚。

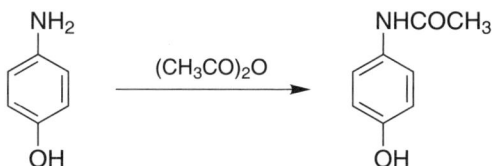

【材料】

1. 原料　对氨基苯酚。

2. 试剂　0.5% 亚硫酸氢钠溶液、乙酸酐、活性炭。

3. 仪器　100ml 具塞锥形瓶、100℃温度计、玻璃棒、抽滤瓶、抽滤垫、布氏漏斗、水浴锅、电热套、托盘天平、50ml 量筒、培养皿、烘箱、循环水真空泵。

【方法】

1. 对乙酰氨基酚的合成　在干燥的 100ml 锥形瓶中加入对氨基苯酚 10.5g、纯化水 30ml、乙酸酐 12ml，轻轻振摇使对氨基苯酚溶解。再于 80℃水浴中加热，使其反应 30 分钟，放冷，析出结晶，抽滤，滤渣以冷纯化水 10ml 洗涤 2 次，抽干，干燥，得白色结晶性对乙酰氨基酚粗品。

滤纸的大小剪得要比布氏漏斗的内径略小，如果超过布氏漏斗的内径，滤纸和漏斗壁之间的缝隙不可能完全贴合，会导致抽滤时液体直接从滤纸和漏斗壁之间的缝隙中被抽走，而达不到过滤的目的。

2. 粗品的重结晶　在 100ml 锥形瓶中加入对乙酰氨基酚粗品，每 1g 粗品加纯化水 5ml，加热使溶解，稍冷后加入活性炭 1g，煮沸 5 分钟。在抽滤瓶中先加入亚硫酸氢钠 0.5g，趁热抽滤，滤液放冷，析出结晶，抽滤，滤渣以 0.5% 亚硫酸氢钠溶液 5ml 分 2 次洗涤，抽干，干燥，得对乙酰氨基酚精制品，称重。

3. 产率的计算　产率的计算公式如下。

$$\frac{对氨基苯酚的投料量}{对乙酰氨基酚的理论量} = \frac{对氨基苯酚的分子量}{对乙酰氨基酚的分子量} = \frac{109.13}{151.16}$$

$$乙酰水杨酸的理论量 = 对氨基苯酚的投料量 \times 151.16/109.13$$

$$产率 = （实际产量 / 理论量）\times 100\%$$

注意事项

（1）对氨基苯酚的质量是影响对乙酰氨基酚产量、质量的关键，使用的对氨基苯酚应当是白色或淡黄色颗粒状结晶，熔点 189.6 ~ 190.2℃。

（2）酰化反应过程中，加纯化水 30ml。有水存在，乙酸酐可选择性地酰化氨基而不与酚羟基作用。若用乙酸代替乙酸酐，则难以控制氧化副反应，反应时间长，产品质量差。

（3）在精制过程中，加入亚硫酸氢钠可防止对乙酰氨基酚被空气氧化。但亚硫酸氢钠浓度不宜过高，否则会影响产品质量，使亚硫酸氢钠限量超过《中华人民共和国药典》规定的限量。

【思考题】

1. 酰化反应为何选用乙酸酐而不用乙酸做酰化剂？

2. 在精制过程中，加入亚硫酸氢钠的目的是什么？

3. 对乙酰氨基酚中的特殊杂质是什么？它是如何引入的？

训练二十二　贝诺酯的合成实训

【目的】

（1）了解贝诺酯的制备原理和方法。

（2）掌握氯化氢气体吸收装置的安装及蒸馏等基本操作。

（3）通过酰氯的制备，掌握无水操作技能。

（4）了解前药原理在药物化学中的应用。

【原理】

贝诺酯化学名为 4- 乙酰氨基苯基乙酰水杨酸酯，又名扑炎痛，为常用的解热镇痛药。本品为白色结晶或结晶性粉末；无臭。在沸乙醇中易溶，在沸甲醇中溶解，在甲醇或乙醇中微溶，在水中不溶。熔点 177 ~ 181℃。

阿司匹林的羧基和对乙酰氨基酚的酚羟基先分别制成酰氯和酚钠，再缩合成酯，制得贝诺酯。

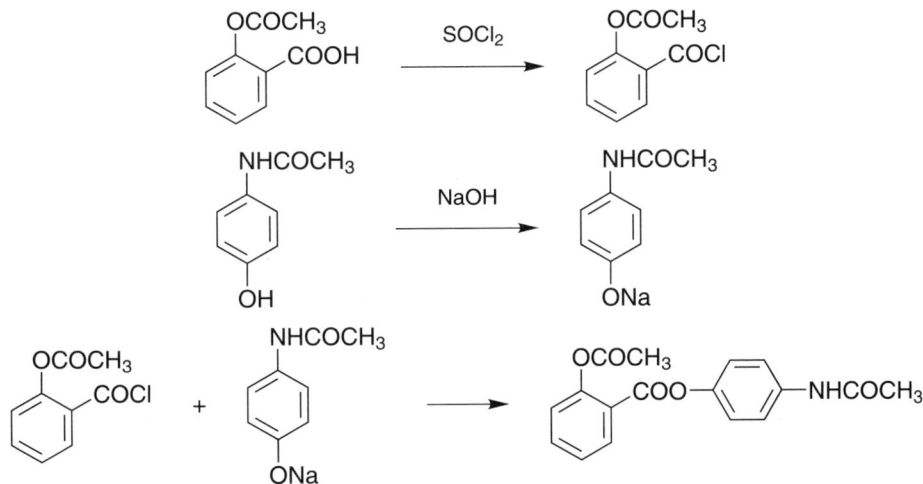

【材料】

1. 原料　阿司匹林、对乙酰氨基酚。

2. 试剂　无水吡啶、氯化亚砜、20% 氢氧化钠溶液、95% 乙醇、活性炭。

3. 仪器　磁力搅拌器、水浴锅、100ml 圆底烧瓶、球形冷凝管、搅拌套管、玻璃漏斗、橡皮管、搅拌棒、烧杯、温度计、直形冷凝管、真空接收管、滴液漏斗、250ml 三颈瓶、抽滤瓶、布氏漏斗、刮刀、循环水真空泵。

【方法】

1. 乙酰水杨酰氯的合成 在 100ml 干燥的圆底烧瓶中依次加入阿司匹林 10.5g、氯化亚砜 10.5g、无水吡啶 2 滴，装上球形冷凝管和吸收氯化氢气体装置（在冷凝管上口处装一搅拌套管，搅拌套管与玻璃漏斗用一定长度的橡皮管连接，将玻璃漏斗放入有适量纯化水的烧杯中，玻璃漏斗需一半在水中，一半与大气相通），打开磁力搅拌器搅拌，缓缓升温至 75℃，反应物回流，继续保温 1 小时左右，至无尾气放出后改成蒸馏装置（拆除回流反应装置。在圆底烧瓶上安装一蒸馏头，蒸馏头上端装毛细管控制进气量，中间安装冷凝管，冷凝管下接真空接收管，再接上圆底烧瓶），减压蒸去多余的氯化亚砜，稍冷至 40℃ 以下，加入约为残留物一半的丙酮，加盖防潮备用。

2. 贝诺酯的合成 另取一只 250ml 三颈瓶，中间口安装搅拌棒，边口一边插入温度计，一边装上滴液漏斗，反应瓶中加入对乙酰氨基酚 10g、纯化水 60ml，均匀搅拌，冰浴冷至 10℃ 以下，慢慢滴加 20% 氢氧化钠溶液至反应液 pH 10 ~ 11。再缓慢滴加前步所得乙酰水杨酰氯（约 0.5 小时滴毕），温度始终维持在 10 ~ 15℃，pH 10 以上，滴完后复测 pH 应为 10，若 pH 低于 10，可再滴加氢氧化钠溶液调节，继续搅拌反应 2 小时，抽滤，先抽干母液，然后停止抽气减压。用刮刀轻轻松动布氏漏斗中粗品，以水 10ml 浸湿粗品，减压抽干，如此重复三次，水洗至中性，得贝诺酯粗品。

知识链接——药物合成装置的正确安装

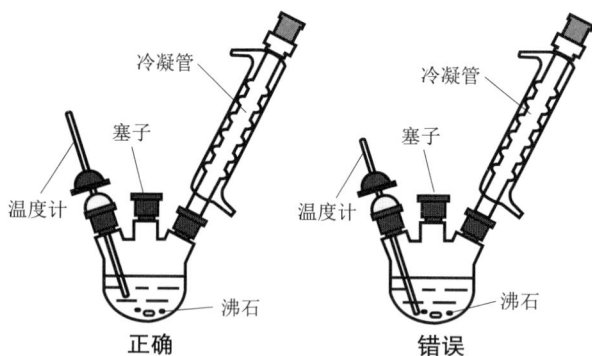

安装药物合成装置时，温度计要伸入液面下，但不要触碰烧杯壁。

3. 粗品的重结晶 将粗品移至 100ml 圆底烧瓶中，每 1g 粗品加 6ml 95% 乙醇，加入一小粒沸石，装上球形冷凝管，水浴加热回流使全溶，稍冷 3 分钟，加入粗品量 1/20 的活性炭，继续回流 15 分钟，趁热抽滤（先将布氏漏斗与抽滤瓶预热，然后将漏斗装于抽滤瓶上，在布氏漏斗中放入大小合适的滤纸，滴入几滴乙醇使滤纸湿润，抽紧，趁热倒入重结晶液），滤液放置，慢慢冷至 10℃ 以下，析出结晶，抽滤，产品以 95% 乙醇 2 ~ 3ml 洗涤，抽干，干燥，得贝诺酯精制品。

注意事项

（1）酰氯化反应所用仪器必须干燥，否则氯化亚砜和乙酰水杨酰氯均易水解。

（2）酰氯化时催化剂（吡啶）用量不可过多，否则产品颜色变深。

（3）酰氯化反应时温度不可超过80℃。

（4）缩合酯化时温度控制在10℃为宜。

（5）反应中放出的SO_2和HCl刺激呼吸道，实验室应注意通风。

【思考题】

1. 酰氯化反应与酯化反应在操作上应注意哪些问题？

2. 本实验酯化反应为何要求pH10以上？

训练二十三　苯佐卡因的合成实训

【目的】

（1）学习多步骤合成苯佐卡因的原理和方法。

（2）掌握氧化、还原和酯化反应的原理及基本操作。

（3）巩固回流、过滤和结晶等基本操作技术。

【原理】

苯佐卡因化学名为对氨基苯甲酸乙酯，为局部麻醉药。本品为白色结晶性粉末；无臭；遇光色渐变黄。在乙醇、三氯甲烷或乙醚中易溶，在脂肪油中略溶，在水中极微溶解。熔点88～91℃。

以对硝基甲苯为原料，有三种不同的合成路线制备苯佐卡因。分别如下。

路线一：

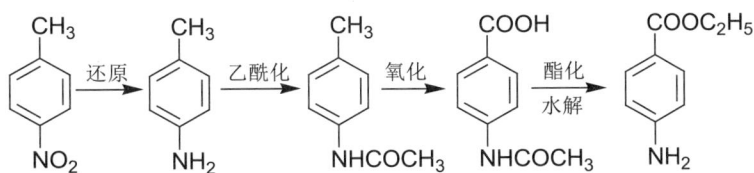

路线二：

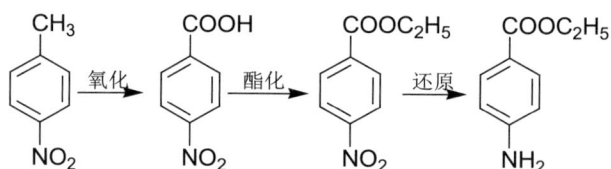

路线三：

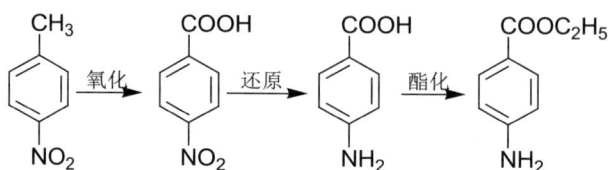

第一条合成路线步骤多，产率较低；第二、三条路线则步骤较少，产率高，尤以第三条路线效果最佳，具有实验步骤少、操作方便、产率高等优点，利用对硝基苯甲酸作为原料，可节约药品。本次实训采用后两条合成路线合成苯佐卡因。

方法一

【路线】

本实训采用第二条合成路线，对硝基甲苯与重铬酸钠氧化生成对硝基苯甲酸，乙醇酯化为对硝基苯甲酸乙酯，铁粉还原得对氨基苯甲酸乙酯。

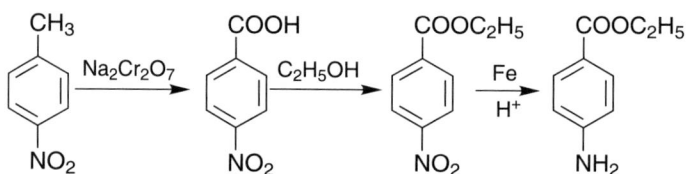

【材料】

1. 原料　对硝基甲苯。

2. 试剂　重铬酸钠、5% 氢氧化钠溶液、浓硫酸、5% 硫酸、15% 硫酸、活性炭、无水乙醇、5% 碳酸钠溶液、冰醋酸、铁粉、95% 乙醇、碳酸钠饱和溶液、稀乙醇、50% 乙醇。

3. 仪器　250ml 三口烧瓶、100ml 圆底烧瓶、球形冷凝管、氯化钙干燥管、滴液漏斗、布氏漏斗、抽滤瓶、烧杯、200ml 温度计、水浴锅、冰浴、电磁搅拌器、电热套、乳钵、pH 试纸、循环水真空泵。

【方法】

1. 对硝基苯甲酸的合成（氧化）　本实训采用电磁搅拌装置。向该装置的 250ml 三口烧瓶中加入重铬酸钠（含两分子结晶水）23.6g、水 50ml，开动搅拌使重铬酸钠溶解，然后加入对硝基甲苯 8g，用滴液漏斗滴加浓硫酸 32ml。滴加完毕后直火加热，保持反应液微沸 60 ~ 90 分钟。冷却后，将反应液倾入 80ml 冷水中，抽滤。残渣用 45ml 纯化水分三次洗涤。将滤渣转移到烧杯中，加入 5% 硫酸 35ml，在沸水浴上加热 10 分钟，并不时搅拌，冷却后抽滤，滤渣溶于 50℃ 左右 5% 氢氧化钠溶液 70ml 中，抽滤，滤液加入活性炭 0.5g 脱色 5 ~ 10 分钟，趁热抽滤。冷却，在充分搅拌下，将滤液慢慢倒入 50ml 15% 硫酸中，抽滤，洗涤，干燥，得对硝基苯甲酸。

2. 对硝基苯甲酸乙酯的合成（酯化）　在干燥的 100ml 圆底烧瓶中加入对硝基苯甲酸 6g、无水乙醇 24ml，慢慢加入浓硫酸 2ml，振摇使混合均匀，装上附有氯化钙干燥管的球形冷凝管，在水浴上加热回流 90 分钟。稍冷，将反应液倾入 100ml 纯化水中，抽滤。滤渣转移至乳钵中，研细，加入 5% 碳酸钠溶液 10ml，研磨 5 分钟，测 pH，检查反应物是否呈碱性，抽滤，用少量水洗涤，干燥，得对硝基苯甲酸乙酯。

3. 苯佐卡因的合成（还原）　在装有搅拌棒及球形冷凝管的 250ml 三口烧瓶中，加入纯化水 35ml、冰醋酸 2.5ml 和已经处理过的铁粉 8.6g，开动搅拌，加热到 95 ~ 98℃，反应 5 分钟，稍冷，加入对硝基苯甲酸乙酯 6g 和 95% 乙醇 35ml，在激烈搅拌下，回流反应 90 分钟。稍冷，在搅拌下分次加入温热的碳酸钠饱和溶液，搅拌片刻，立即趁热抽滤，滤液冷却后析出结晶，抽滤，用稀乙醇洗涤，干燥，得对氨基苯甲酸乙酯（苯佐卡因）粗品。

4. 苯佐卡因的精制　将粗品置于装有球形冷凝管的 100ml 圆底烧瓶中，加入 10 ~ 15 倍（ml/g）50% 乙醇，在水浴上加热溶解。稍冷，加活性炭脱色，加热回流 20 分钟，趁热抽滤。将滤液趁热转移至烧杯中，自然冷却，待结晶完全析出后，抽滤，用少量 50% 乙醇洗涤两次，压干，干燥，得苯佐卡因精制品。

注意事项

（1）对硝基苯甲酸的合成过程中反应十分激烈，采用机械搅拌和滴加浓硫酸的方法可使反应较平稳、安全。

（2）对硝基苯甲酸酯化过程需在无水条件下进行。

（3）对硝基苯甲酸乙酯还原过程中，时间延长，产率可明显提高。可在回流约 45 分钟后放置过夜使反应完全。

【思考题】

1. 氧化反应完成后，根据什么原理将对硝基苯甲酸从混合物中分离出来？

2. 酯化反应为什么需无水操作？

方法二

【路线】

本实训采用第三条合成路线，以对硝基苯甲酸为原料，先还原、后酯化合成苯佐卡因。

第一步是还原反应。以对硝基苯甲酸为原料，锡粉为还原剂，在酸性介质中，苯环上的硝基还原成氨基，产物为可溶于水的对氨基苯甲酸。可通过调节反应液的酸碱性将产物分离出来。

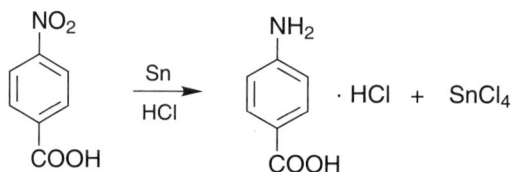

还原反应是在酸性介质中进行的，产物对氨基苯甲酸形成盐酸盐而溶于水中，还原反应后锡生成四氯化锡也溶于水中，反应完毕加入浓氨水至碱性，四氯化锡转化为氢氧化锡沉淀而被除去。

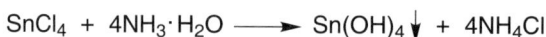

$$SnCl_4 + 4NH_3 \cdot H_2O \longrightarrow Sn(OH)_4\downarrow + 4NH_4Cl$$

而对氨基苯甲酸在碱性条件下生成羧酸铵盐仍溶于水。然后再用冰乙酸中和，而使对氨基苯甲酸固体析出。对氨基苯甲酸为两性物质，酸化或碱化时都必须小心控制酸碱用量，否则严重影响产量与质量，有时甚至生成钠盐而得不到产物。

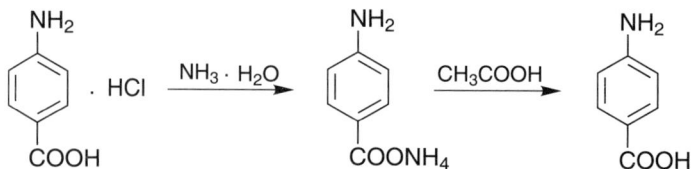

第二步是酯化反应。由于酯化反应有水生成，且为可逆反应，故使用无水乙醇和过量的硫酸。酯化产物与过量的硫酸形成盐而溶于溶液中，反应完毕加入碳酸钠中和，得苯佐卡因。

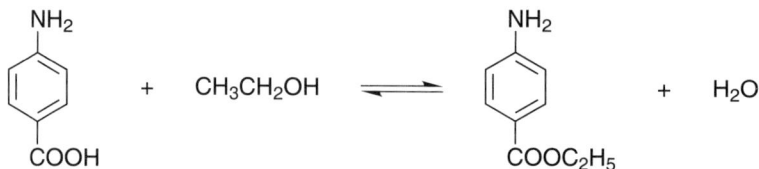

【材料】

1.原料　对硝基苯甲酸。

2.试剂　锡粉、浓盐酸、浓氨水、冰乙酸、无水乙醇、浓硫酸、碳酸钠、10% 碳酸钠溶液、50% 乙醇。

3.仪器　100ml 三口烧瓶、圆底烧瓶、冷凝管、滴液漏斗、布氏漏斗、抽滤瓶、烧杯、温度计、水浴锅、冰浴、电磁搅拌器、电热套、乳钵、分液漏斗、pH 试纸、循环水真空泵。

【方法】

1.对氨基苯甲酸的合成　在 100ml 三口烧瓶上安装回流冷凝管和滴液漏斗。三口烧瓶中加入对硝基苯甲酸 4g、锡粉 9g 和磁力搅拌子，滴液漏斗中加入浓盐酸 20ml。开动磁力搅拌，用滴液漏斗滴加浓盐酸，反应立即开始。如有必要可稍稍加热以维持反应正常进行（反应液中锡粉逐渐减少）。20 ～ 30 分钟后反应接近终点，反应液呈透明状。稍冷，将反应液倾入 250ml 烧杯中，用少量水洗涤留存的锡块固体。待反应液冷至室温，慢慢滴加浓氨水，边滴边搅拌，直至溶液的 pH 为 7 ～ 8，澄清反应液变为糊状物 $[Sn(OH)_4]$。抽滤除去析出的氢氧化锡沉淀，用少许纯化水洗涤沉淀，合并滤液和洗液（若总体积超过 55ml，在水浴上加热浓缩至 45 ～ 55ml，浓缩过程中若有固体析出，应滤去）。向滤液中小心地滴加冰乙酸，有固体析出，用 pH 试纸检验 pH=5 为止。在冷水浴中冷却，抽滤，得白色固体，晾干，称重，产量约为 2g。

2.对氨基苯甲酸乙酯的制备（酯化）　在干燥的 250ml 圆底烧瓶中加入自制的对氨基苯甲酸 2g、无水乙醇 20ml、浓硫酸 2.5ml，混匀后投入沸石，水浴加热回流 1 ～ 1.5 小时。将反应液趁热倒入装有 85ml 冷水的 250ml 烧杯中，得透明溶液。在不断搅拌下加入碳酸钠固体粉末，至液面有少许白色沉淀出现时，慢慢加入 10% 碳酸钠溶液，将溶液 pH 调至 8 ～ 9，抽滤，用少量水洗涤，抽干，晾干，得对氨基苯甲酸乙酯（苯佐卡因）粗品，称重，产量为 1 ～ 2g。

3.苯佐卡因的精制　在所得产品中加入 50% 乙醇 10ml，加热溶解，抽滤除去不溶物，冷却结晶得纯品，晾干，得苯佐卡因精制品，称重。

注意事项

（1）产品对氨基苯甲酸为两性物质，故酸化或碱化时都须小心控制酸碱用量，否则严重影响产品与质量。

（2）加碳酸钠粉末时要少量多次，每次加入后必须等反应完全后才可补加，切忌过量。

【思考题】

1. 酯化反应中用浓硫酸的作用是什么？酯化反应为何先用固体碳酸钠中和，再用10% 碳酸钠中和反应液？

2. 本实验采用什么方法提高酯化反应的产率？

训练二十四　苯妥英钠的合成实训

【目的】

（1）了解维生素 B_1 为催化剂进行安息香缩合反应的原理。

（2）理解乙内酰脲类抗癫痫药物的合成方法。

（3）掌握 $FeCl_3$ 氧化、酰脲缩合反应、成盐反应、重结晶、脱色及抽滤等药物合成的基本操作。

【原理】

苯妥英钠化学名为 5,5- 二苯基乙内酰脲钠盐，为抗癫痫、抗心律失常药。本品为白色粉末；无臭；微有引湿性；在空气中渐渐吸收二氧化碳，分解成苯妥英；水溶液显碱性反应，常因部分水解而发生浑浊。在水中易溶，在乙醇中溶解，在三氯甲烷或乙醚中几乎不溶。

以苯甲醛为原料，经四步化学反应可制得苯妥英钠。第一步反应是安息香缩合反应，在维生素 B_1 的催化下，两分子苯甲醛缩合生成安息香。第二步反应是安息香通过六水合三氯化铁氧化生成 1,2- 二苯乙二酮。第三步反应是 1,2- 二苯乙二酮在碱性条件下和尿素缩合并发生重排，酸化后生成苯妥英。第四步反应是苯妥英和氢氧化钠成盐，制得苯妥英钠。

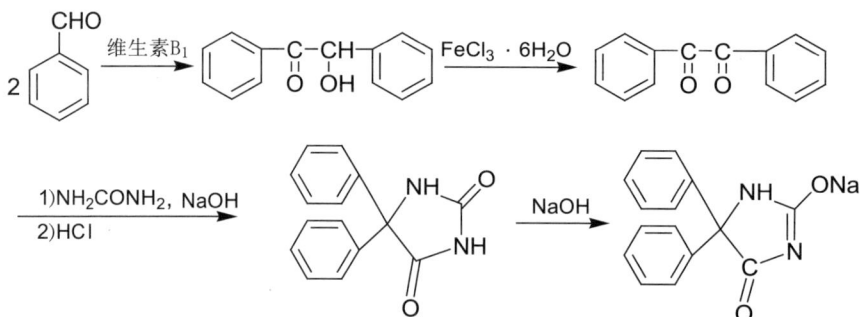

【材料】

1. 原料　苯甲醛。

2. 试剂　乙醇、维生素 B_1、六水合三氯化铁、尿素、12% 氢氧化钠溶液、20% 氢氧化钠溶液、30% 氢氧化钠溶液、冰乙酸、活性炭。

3. 仪器　搅拌器、温度计、球形冷凝管、100ml 圆底烧瓶、150ml 三颈瓶、水浴锅、抽滤装置、电热套、真空干燥器、循环水真空泵。

【方法】

1. 安息香的制备　在 100ml 圆底烧瓶内加入维生素 B_1 3.4 g、纯化水 7ml，待维生素 B_1 溶解后，加入 95% 乙醇 30ml，在冰浴冷却过程中，缓缓滴加已经冷却的 12% 氢氧化钠溶液约 8ml，至呈深黄色。加入新蒸馏的苯甲醛21g，充分振摇，在 60 ~ 70℃ 的水浴中加热回流 90 分钟，冷却至室温，放置过夜，使析晶完全，抽滤，用 100ml 纯化水少量多次洗涤，总量约 100ml，抽干，压实，所得粗品用 95% 乙醇重结晶，烘干即得，测熔点（135 ~ 136℃），计算收率。

2. 1,2- 二苯乙二酮的制备　在装有搅拌器、温度计、球型冷凝管的 150ml 三颈瓶中，依次加入六水合三氯化铁18g、冰乙酸20ml、纯化水10ml，在电热套上搅拌加热至沸，微冷后加入第一步制得的安息香，加热回流 50 分钟，冷却，加纯化水 80ml，煮沸，冷却，析出黄色固体，抽滤，得粗品；用 95% 乙醇约 140ml 回流溶解，加入适量活性炭，趁热抽滤，待滤液冷却，析出淡黄色长针状结晶，抽滤，结晶自然风干，即得，测熔点（95 ~ 96℃），计算收率。

3. 苯妥英的制备　在装有搅拌器、温度计、球形冷凝管的 100ml 三颈瓶中依次加入联苯甲酰（1,2- 二苯乙二酮）4g、尿素 1.4g、20% 氢氧化钠溶液 12ml、50% 乙醇20ml，开动搅拌，在电热套中回流 30 分钟，反应完毕，将反应液倒入60ml 沸水中，加入少量活性炭，煮沸 10 分钟，放冷，抽滤，将滤液用 10% 盐酸调节 pH4 ~ 5，析出结晶，抽滤，结晶用少量水洗，干燥，得苯妥英粗品。

4. 苯妥英钠的制备　将苯妥英粗品置 100 ml 烧杯中，每 1g 粗品加 4ml 纯化水，水浴加热至40℃，加入 30% 氢氧化钠溶液至全溶，加活性炭少许，在搅拌下加热 5 分钟，趁热抽滤，滤液加氯化钠至饱和。放冷，析出结晶，抽滤，用少量冰水洗涤，真空干燥，得苯妥英钠，称重，计算收率。

注意事项

（1）制备钠盐时，水量稍多，可使收率受到明显影响，要严格按比例加水。

（2）苯妥英钠干燥应采用真空减压干燥。

（3）活性炭脱色时应搅拌加热以排除炭表面吸附的气体，活性炭用量为溶液量的 1% ~ 5%，过多则收率降低。

（4）苯甲醛在空气中极易氧化生成苯甲酸；且苯甲醛在低温下可发生聚合生成聚合物，两者均可干扰反应进行，使安息香的产率降低。故苯甲醛在使用前应在 170℃蒸馏除去苯甲酸杂质，并置于室温下立即使用。

（5）维生素 B$_1$ 易氧化，且在碱性条件下易开环形成硫醇化合物，故反应液和 10%NaOH 溶液须在冰水浴中低温保存 10 分钟后再混合。

【思考题】

1. 苯妥英钠精制过程的原理是什么？

2. 为什么苯妥英钠干燥应采用真空减压干燥？

3. 根据分析化学知识，可以用哪些简单方法判断得到的物质是目标物质？

训练二十五　盐酸普鲁卡因的合成实训

【目的】

（1）了解盐酸普鲁卡因的合成过程，掌握水与二甲苯共沸进行脱水酯化的操作。

（2）掌握普鲁卡因成盐条件和水溶性大的盐类用盐析法进行分离的操作及其精制方法。

【原理】

盐酸普鲁卡因化学名为 4-氨基苯甲酸-2-（二乙氨基）乙酯盐酸盐，为常用的局部麻醉药。本品为白色结晶或结晶性粉末；无臭。在水中易溶，在乙醇中略溶，在三氯甲烷中微溶，在乙醚中几乎不溶。熔点 154 ~ 157℃。

以对硝基苯甲酸为原料，与二乙氨基乙醇脱水缩合成酯，酯化所生成的水通过与二甲苯共沸回流而分出，使反应完全。再用铁粉在盐酸中将硝基还原成氨基，用氢氧化钠中和后再与浓盐酸作用，冷却盐析得到盐酸盐。

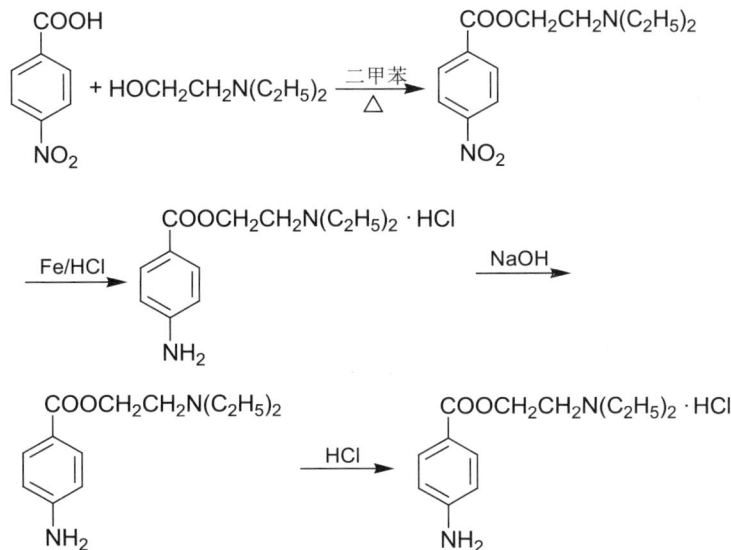

【材料】

1. 原料　对硝基苯甲酸。

2. 试剂　β– 二乙氨基乙醇、二甲苯、3% 盐酸、20% 氢氧化钠溶液、铁粉、稀盐酸、硫化钠饱和溶液、活性炭、浓盐酸、精制食盐、保险粉、乙醇。

3. 仪器　200℃温度计、分水器、回流冷凝器、500ml 三颈瓶、油浴、250ml 锥形瓶、循环水真空泵、减压蒸馏装置。

【方法】

1. 4– 氨基苯甲酸 –2–（二乙氨基）乙酯的制备　在装有温度计、分水器及回流冷凝器的 500ml 三颈瓶中，投入对硝基苯甲酸 20g、β– 二乙氨基乙醇 14.7g、二甲苯 150ml 及止爆剂，油浴加热至回流（注意控制温度，油浴温度约为 180℃，内温约为 145℃），共沸带水 6 小时。撤去油浴，稍冷，将反应液倒入 250ml 锥形瓶中，放置冷却，析出固体。将上清液用倾泻法转移至减压蒸馏烧瓶中，水泵减压蒸除二甲苯，残留物以 3% 盐酸 140ml 溶解，并与锥形瓶中的固体合并，过滤，除去未反应的对硝基苯甲酸，滤液备用。

2. 盐酸普鲁卡因的制备　将上步得到的滤液转移至装有搅拌器、温度计的 500ml 三颈瓶中，搅拌下用 20% 氢氧化钠溶液调 pH 4.0 ～ 4.2。充分搅拌下，于 25℃分次加入经活化的铁粉，反应温度自动上升，注意控制温度不超过 70℃（必要时可冷却），待铁粉加毕，于 40 ～ 45℃保温反应 2 小时。抽滤，滤渣以少量水洗涤两次，滤液以稀盐酸酸化至 pH=5。滴加饱和硫化钠溶液调 pH 7.8 ～ 8.0, 沉淀反应液中的铁盐，抽滤，滤渣以少量水洗涤两次，滤液用稀盐酸酸化至 pH=6。加少量活性炭，于 50 ~ 60℃保温反应 10 分钟，抽滤，滤渣用少量水洗涤一次，将滤液冷却至 10℃以下，用 20% 氢氧化钠溶液碱化至普鲁卡因全部析出（pH 9.5 ~ 10.5），抽滤，得普鲁卡因，备用。

3. 成盐　将普鲁卡因置于烧杯中，慢慢滴加浓盐酸至 pH=5.5，加热至 60℃，加精制食盐至饱和，升温至 60℃，加入适量保险粉，再加热至 65 ~ 70℃，趁热过滤，滤液冷却结晶，待冷至 10℃以下，过滤，即得盐酸普鲁卡因粗品。

4. 精制　将粗品置于烧杯中，滴加蒸馏水至维持在 70℃时恰好溶解。加入适量的保险粉，于 70℃保温反应 10 分钟，趁热过滤，滤液自然冷却，当有结晶析出时，外用冰浴冷却，使结晶析出完全。过滤，滤饼用少量冷乙醇洗涤两次，干燥，得盐酸普鲁卡因，熔点 153 ~ 157℃，以对硝基苯甲酸计算总收率。

注意事项

（1）羧酸和醇之间进行的酯化反应是一个可逆反应。反应达到平衡时，生成酯的量比较少（约 65.2 %），为使平衡向右移动，需向反应体系中不断加入反应原料或不断除去生成物。本反应利用二甲苯和水形成共沸混合物的原理，将生成的水不断除去，从而打破平衡，使酯化反应趋于完全。由于水的存在对反应产生不利的影响，故实训中使用的药品和仪器应事先干燥。

（2）铁粉活化的目的是除去其表面的铁锈，方法是：取铁粉 47g，加水 100ml、浓盐酸 0.7ml，加热至微沸，用水倾泻法洗至近中性，置水中保存待用。

（3）保险粉为强还原剂，可防止芳胺氧化，同时可除去有色杂质，以保证产品色泽洁白。若用量过多，则成品含硫量不合格。

【思考题】

1. 在盐酸普鲁卡因的制备中，为何用对 – 硝基苯甲酸为原料先酯化，然后再进行还原？

2. 酯化反应结束后，放冷除去的固体是什么？为什么要除去？

3. 在盐酸普鲁卡因成盐和精制时，为什么要加入保险粉？

训练二十六　二氢吡啶钙离子拮抗剂的合成实训

【目的】

（1）了解硝化反应的种类、特点及操作条件。

（2）熟悉硝化剂的种类和不同应用范围。

（3）掌握环合反应的种类、特点及操作条件。

【原理】

二氢吡啶钙离子拮抗剂具有很强的扩血管作用，适用于冠脉痉挛、高血压、心肌梗死等症。本品化学名为 2,6- 二甲基 -4-（3- 硝基苯基）-1,4- 二氢 -3,5- 吡啶二甲酸二乙酯。本品为黄色、无臭无味的结晶粉末，无吸湿性；在丙酮、二氯甲烷、三氯甲烷中极易溶解，在乙酸乙酯中溶解，在甲醇、乙醇中微溶，在水中不溶。熔点 162 ～ 164℃。

合成路线如下。

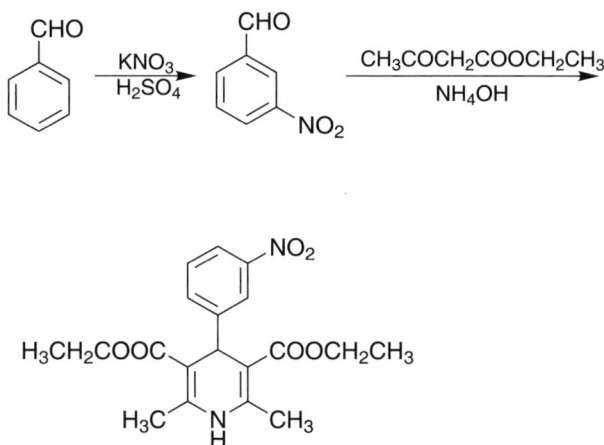

【材料】

1. 原料　苯甲醛。

2. 试剂　硝酸钾、浓硫酸、5% 碳酸钠溶液、无水乙醇、乙酰乙酸乙酯、甲醇氨饱和溶液、95% 乙醇。

3. 仪器　搅拌器、100℃温度计、滴液漏斗、250ml 三颈瓶、研钵、布氏漏斗、抽滤垫、抽滤瓶、循环水真空泵、球形冷凝管、100ml 圆底烧瓶、电热套、托盘天平。

【方法】

1. 硝化　在装有搅拌器、温度计和滴液漏斗的 250ml 三颈瓶中，将 11g 硝酸钾溶于 40ml 浓硫酸中，用冰盐浴冷却至 0℃以下，在不断搅拌下，慢慢滴加苯甲醛 10ml（事先将苯甲醛置于冰浴中，在 60 ~ 90 分钟内滴完），滴加过程中控制反应温度在 0 ~ 2℃。滴加完毕，控制反应温度在 0 ~ 5℃之间继续反应 90 分钟。将反应物慢慢倾入约 200ml 冰水中，边倒边搅拌，析出黄色固体，抽滤。滤饼移至研钵中，研细，加入 5% 碳酸钠溶液 20ml，研磨 5 分钟，抽滤，用冰水洗涤 7 ~ 8 次，压干，得间硝基苯甲醛粗品。粗品称重，每克粗品加约 1ml 无水乙醇重结晶，抽滤，冰乙醇淋洗，抽干，得间硝基苯甲醛精制品（熔点 56 ~ 58℃），自然干燥，称重。

2. 环合　在装有球形冷凝管的 100ml 圆底烧瓶中，依次加入间硝基苯甲醛 5g、乙酰乙酸乙酯 9ml、甲醇氨饱和溶液 30ml 及沸石 1 粒，电热套加热回流 5 小时，然后改为蒸馏装置，蒸出甲醇至有结晶析出为止。抽滤，结晶用 95% 乙醇 20ml 洗涤，压干，得黄色结晶性粉末，干燥，称重，计算收率。

3. 精制　粗品以 95% 乙醇（5ml/g）重结晶，干燥，测熔点，称重，计算收率。

注意事项

甲醇氨饱和溶液应新鲜配制。

【思考题】

为什么苯甲醛的硝化反应温度控制在 0 ~ 5℃？

训练二十七　琥珀酸喘通的合成实训

【目的】

（1）掌握药物成盐形式转换方法。

（2）了解成盐形式转换在药物结构修饰中的应用。

【原理】

止喘药盐酸喘通为 β- 肾上腺素受体激动药，对游离组胺、乙酰胆碱等神经化学介质引起的支气管痉挛有良好的缓解作用。但能使一些患者出现心悸、手颤等症状。为了克服以上副作用并使药效缓和而持久，将盐酸喘通制成琥珀酸喘通。

琥珀酸喘通化学名为 1- 邻氯苯基 -2- 异丙氨基乙醇丁二酸盐。本品为无色透明的菱形结晶，无臭，味微苦。在水中极易溶解，在乙醇中易溶，在乙醚、丙酮中难溶。

熔点 171.5 ~ 173℃。

以盐酸喘通为原料，与琥珀酸钠反应制得琥珀酸喘通。

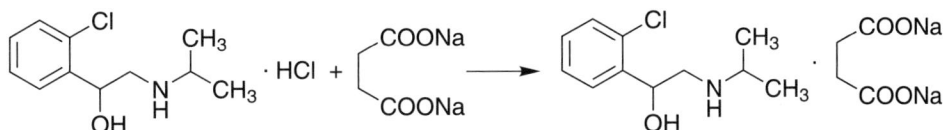

【材料】

1. 原料　盐酸喘通。
2. 试剂　六水琥珀酸钠。
3. 仪器　水浴锅、温度计、循环水真空泵、布氏漏斗、抽滤瓶、小烧杯、托盘天平。

【方法】

称取盐酸喘通 4.5g，溶于 5ml 水中，置水浴上温热，制成饱和溶液。另称取六水琥珀酸钠 4.9g，溶于 5ml 水中，制成饱和溶液。然后在不断搅拌下，将盐酸喘通溶液加入琥珀酸钠溶液中，慢慢析出琥珀酸喘通结晶，抽滤，结晶用 10ml 纯化水分两次迅速洗涤，干燥，得琥珀酸喘通，测熔点，计算收率。

> 注意事项
> 盐酸喘通、琥珀酸喘通极易溶于水，故反应中要严格控制用水量。

【思考题】

琥珀酸喘通结晶为何要用水迅速洗涤？不洗是否可以？

训练二十八　磺胺醋酰钠的合成实训

【目的】

（1）了解药物合成中控制 pH、温度等反应条件的重要性。
（2）掌握氨基酰化反应、产品纯化过程中的成盐反应等药物合成的简单操作。

【原理】

磺胺醋酰钠化学名为 N-[（4- 氨基苯基）磺酰基] 乙酰胺钠盐一水合物，为磺胺类抗菌药。本品为白色结晶性粉末；无臭。在水中易溶，在乙醇中略溶。

以对氨基苯磺酰胺（磺胺）为原料，在 pH 12 ~ 13 下，经乙酸酐酰化得到磺胺醋酰钠。在这一条件下得到不同程度的酰化产物。根据副产物的酸碱性不同，通过调酸调碱逐步除去杂质得到纯品磺胺醋酰钠。

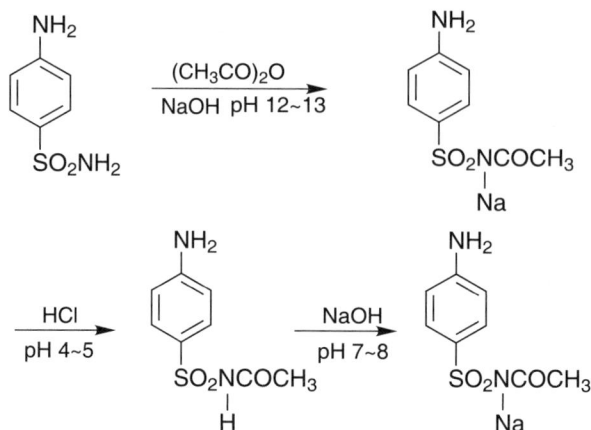

【材料】

1. 原料　磺胺。

2. 试剂　22.5% 氢氧化钠溶液、77% 氢氧化钠溶液、40% 氢氧化钠溶液、乙酸酐、浓盐酸、10% 盐酸。

3. 仪器　搅拌器、电热套、升降台、温度计、球形冷凝管、100ml 三颈瓶、抽滤瓶、抽滤垫、布氏漏斗、循环水真空泵、200ml 烧杯、50ml 烧杯。

【方法】

1. 磺胺醋酰的合成　在装有电动搅拌棒、冷凝管及温度计的 100ml 三颈瓶中，依次加入磺胺 17.2g、22.5% 氢氧化钠溶液 22ml，开动搅拌，加热逐渐升温至 50℃左右。待磺胺溶解后，分次加入乙酸酐 13.6ml、77% 的氢氧化钠溶液 12.5ml（先加入乙酸酐 3.6ml、77% 的氢氧化钠溶液 2.5ml；随后，每次间隔 5 分钟，将剩余的 77% 的氢氧化钠溶液和乙酸酐各 10ml，分 5 次交替加入）。加料期间反应温度需维持在 50 ~ 55℃，反应液的 pH 应保持在 12.0 ~ 13.0。加料完毕，继续保持此温度搅拌反应 30 分钟。反应完毕，停止搅拌，将反应液倾入 200ml 烧杯中，加水 20ml 稀释，于冷水浴中用浓盐酸调至 pH 为 7.0，放置 30 ~ 60 分钟，并不时搅拌使固体析出，抽滤除去固体。滤液继续用浓盐酸调 pH 为 4.0 ~ 5.0，抽滤，得白色粉末，压干。

2. 磺胺醋酰的精制　用 3 倍量（3ml/g）10% 盐酸溶解得到的白色粉末，放置 30 分钟，不时搅拌，抽滤除去不溶物。滤液加少量活性炭，室温脱色 10 分钟，抽滤。滤液用 40% 的氢氧化钠溶液调 pH 至 5.0，析出磺胺醋酰，抽滤，压干，干燥，测熔点（熔点

179 ~ 184℃）。若熔点不合格（如偏低），可用 10 倍量热水（90℃）溶解，趁热抽滤，冷却析晶，抽滤，压干，得精制产品。

3. 磺胺醋酰成盐　将磺胺醋酰置于 50ml 烧杯中，以少量水浸润后，于 90℃热水浴上，滴加计算量的 22.5% 氢氧化钠溶液至固体恰好溶解，pH 应为 7.0 ~ 8.0，趁热抽滤，放冷，析出结晶，必要时可用冰盐浴冷却以使结晶析出完全。抽滤，压干，干燥，计算收率。

注意事项

（1）本实验需用不同浓度的氢氧化钠溶液，22.5% 的氢氧化钠溶液是作为溶剂使用，77% 的氢氧化钠溶液则是作为缩合剂，而 40% 的氢氧化钠溶液用以调节溶液的 pH。在操作中切勿用错，否则会导致实验的失败。

（2）酰化时 77% 的氢氧化钠溶液与乙酸酐交替加料对提高产品磺胺醋酰钠的收率甚为重要。因为磺胺的 N^1 和 N^4 均可被乙酰化，当 N^1 成单钠盐离子型时，反应活性增强，可主要乙酰化在 N^1 上，故采用氢氧化钠溶液和乙酸酐交替加料，控制 pH 12 ~ 14，保持 N^1 为钠盐，来获取 N^1 乙酰化产物。

（3）在 pH 12 ~ 14 条件下，磺胺与乙酸酐发生乙酰化反应，生成的主要产物为磺胺醋酰钠，副产物为磺胺钠盐和双乙酰磺胺钠盐。根据三者酸性的强弱差别，通过调节 pH 而达到分离、提纯的目的。

（4）将磺胺醋酰制成钠盐时，应严格控制 22.5% 的 NaOH 溶液的用量，应根据磺胺醋酰的产量按计算量滴加。因磺胺醋酰钠水溶性较大，由磺胺醋酰制备其钠盐时，若 22.5%NaOH 溶液的量多于计算量，则损失很大。必要时可加少量丙酮，以使磺胺醋酰钠析出。

【思考题】

1. 制备磺胺醋酰的过程中，应交替加入乙酸酐和氢氧化钠溶液，如不准确控制两者的比例，对制备有何影响？

2. 在产品纯化过程中，主要通过什么方法除去副产物？

3. 在酰化液处理的过程中，pH 为 7.0 时析出的固体是什么？ pH 为 5.0 时析出的固体是什么？ 10% 盐酸中的不溶物是什么？

4. 由磺胺醋酰制备磺胺醋酰钠时，蒸馏水加多了有何影响？应怎样计算滴加 22.5% 的氢氧化钠溶液的体积数？

训练二十九　诺氟沙星的合成实训

【目的】

（1）通过合成诺氟沙星，对新药研制过程有基本认识。

（2）通过实际操作，掌握涉及到的各类反应特点、机制、操作要求、反应终点的控制等，进一步巩固有机化学实验的基本操作，领会掌握基本理论知识。

（3）掌握各步中间体的质量控制方法。

【原理】

诺氟沙星化学名为1-乙基-6-氟-1,4-二氢-4-氧-7-（1-哌嗪基）-3-喹啉羧酸，为喹诺酮类抗菌药。本品为类白色至淡黄色结晶性粉末；无臭；有引湿性。在N,N-二甲基甲酰胺中略溶，在水或乙醇中极微溶解，在醋酸、盐酸或氢氧化钠溶液中易溶。熔点218～224℃。

诺氟沙星的制备方法很多，按不同原料及路线划分可有十几种。本实训以邻二氯苯为原料，经过多步反应制得诺氟沙星。

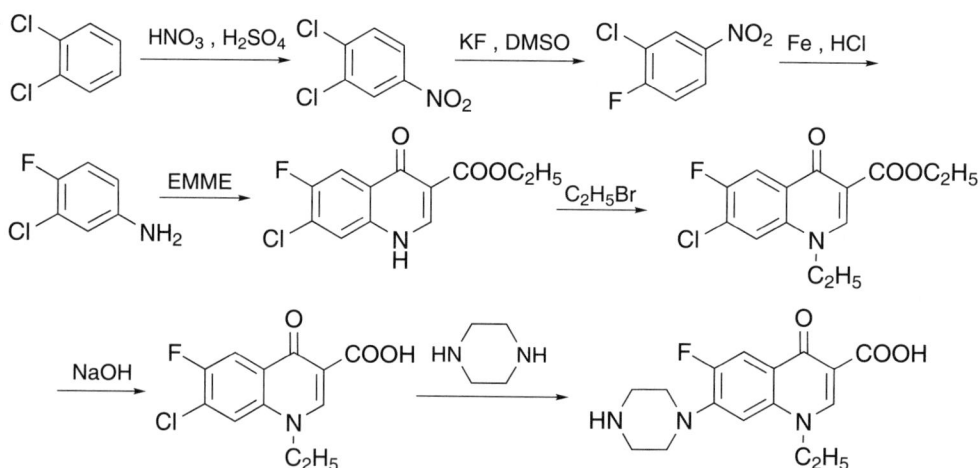

【材料】

1. 原料　邻二氯苯。

2. 试剂　硝酸、浓硫酸、无水二甲亚砜、无水氟化钾、铁粉、氯化钠、浓盐酸、原甲酸三乙酯、氯化锌、液体石蜡、甲苯、丙酮、无水碳酸钾、DMF、溴乙烷、氢氧化钠、无水哌嗪、吡啶、氯化锌、硼酸、醋酐、醋酸、10%乙醇、10%NaOH溶液。

3. 仪器　四颈瓶、搅拌器、球形冷凝管、200℃温度计、滴液漏斗、真空干燥器、氯化钙干燥管、烧杯、循环水真空泵。

【方法】

1. **3,4- 二氯硝基苯的制备** 在装有搅拌器、球形冷凝管、温度计、滴液漏斗的四颈瓶中，先加入硝酸 51g，水浴冷却下，滴加浓硫酸 79g，控制滴加速度，使温度保持在 50℃以下。滴加完毕，换滴液漏斗，于 40 ~ 50℃内滴加邻二氯苯 35g，40 分钟内滴完，升温至 60℃，反应 2 小时，静置分层，取上层油状液体倾入 5 倍量水中，搅拌，固化，放置 30 分钟，过滤，水洗至 pH 6 ~ 7，真空干燥，称重，计算收率。

2. **4- 氟 -3- 氯硝基苯的合成** 在装有搅拌器、回流冷凝器、温度计、氯化钙干燥管的四颈瓶中，加入 3,4- 二氯硝基苯 40g、无水二甲亚砜 73g、无水氟化钾 23g，升温到回流温度 194 ~ 198℃，在此温度下快速搅拌 1 ~ 1.5 小时，冷却至 50℃左右，加入 75ml 水，充分搅拌，倒入分液漏斗中，静置分层，分出下层油状物。安装水蒸气蒸馏装置，进行水蒸气蒸馏，得淡黄色固体，过滤，水洗至中性，真空干燥，得 4- 氟 -3- 氯硝基苯。

3. **4- 氟 -3- 氯苯胺的制备** 在装有搅拌器、回流冷凝器、温度计的三颈瓶中投入铁粉 51.5g、水 173ml、氯化钠 4.3g、浓盐酸 2ml，搅拌下于 100℃活化 10 分钟，降温至 85℃，在快速搅拌下，先加入 4- 氟 -3- 氯硝基苯 15g，温度自然升至 95℃，10 分钟后再加入 4- 氟 -3- 氯硝基苯 15g，于 95℃反应 2 小时，然后将反应液进行水蒸气蒸馏，馏出液中加入冰，使产品固化完全，过滤，30℃下干燥，得 4- 氟 -3- 氯苯胺，mp.44 ~ 47℃。

4. **乙氧基次甲基丙二酸二乙酯（EMME）的制备** 在装有搅拌器、温度计、滴液漏斗、蒸馏装置的四颈瓶中，加入原甲酸三乙酯 78g、氯化锌 0.1g，搅拌，加热，升温至 120℃，蒸出乙醇，降温至 70℃，于 70 ~ 80℃内滴加第二批原甲酸三乙酯 20g 及醋酐 6g，于 0.5 小时内滴完，然后升温到 152 ~ 156℃，保温反应 2 小时。冷却至室温，将反应液倾入圆底烧瓶中，水泵减压回收原甲酸三乙酯（70℃/5333Pa）。冷到室温，换油泵进行减压蒸馏，收集 120 ~ 140℃/666.6Pa 的馏分，得乙氧基次甲基丙二酸二乙酯。

5. **7- 氯 -6- 氟 -1,4- 二氢 -4- 氧喹啉 -3- 羧酸乙酯（环合物）的制备** 在装有搅拌器、回流冷凝器、温度计的三颈瓶中分别投入 4- 氟 -3- 氯苯胺 15g、EMME 24g，快速搅拌下加热到 120℃，于 120 ~ 130℃反应 2 小时。放冷至室温，将回流装置改成蒸馏装置，加入液体石蜡 80ml，加热到 260 ~ 270℃，有大量乙醇生成，回收乙醇反应 30 分钟后，冷却到 60℃以下，过滤，滤饼分别用甲苯、丙酮洗至灰白色，干燥，测熔点，mp.297 ~ 298℃，计算收率。

6. 1- 乙基 -7- 氯 -6- 氟 -1,4- 二氢 -4- 氧喹啉 -3- 羧酸乙酯（乙基物）的

制备 在装有搅拌器、回流冷凝器、温度计、滴液漏斗的 250ml 四颈瓶中，加入环合物 25g、无水碳酸钾 30.8g、DMF125g，搅拌，加热到 70℃，于 70～80℃下，在 40～60 分钟内滴加溴乙烷 25g。滴加完毕，升温至 100～110℃，保温反应 6～8 小时，反应完毕，减压回收 70~80% 的 DMF，降温至 50℃左右，加入 200ml 水，析出固体，过滤，水洗，干燥，得粗品，用乙醇重结晶。

7. 1- 乙基 -7- 氯 -6- 氟 -1,4- 二氢 -4- 氧喹啉 -3- 羧酸（水解物）的制备 在装有搅拌器、冷凝器、温度计的三颈瓶中，加入 20g 乙基物以及碱液（由氢氧化钠 5.5g 和蒸馏水 75g 配成），加热至 95～100℃，保温反应 10 分钟。冷却至 50℃，加入水 125ml 稀释，浓盐酸调 pH 为 6，冷却至 20℃，过滤，水洗，干燥，测熔点（若熔点低于 270℃，需进行重结晶），计算收率。

8. 诺氟沙星的制备 在装有搅拌器、回流冷凝器、温度计的 150ml 三颈瓶中，投入水解物 10g、无水哌嗪 13g、吡啶 65g，回流反应 6 小时，冷却到 10℃，析出固体，抽滤，干燥，称重，测熔点，mp.215～218℃。将上述粗品加入 100ml 水溶解，用冰醋酸调 pH 为 7，抽滤，得精品，干燥，称重，测熔点，mp.216～220℃，计算收率和总收率。

9. 硼螯合物的制备 在装有搅拌器、冷凝器、温度计、滴液漏斗的 250ml 四颈瓶中，加入氯化锌、硼酸 3.3g 及少量醋酐（醋酐总计用量为 17g），搅拌，加热至 79℃，反应引发后，停止加热，自动升温至 120℃。滴加剩余醋酐，加完后回流 1 小时，冷却，加入乙基物 10g，回流 2.5 小时，冷却到室温，加水，过滤，少量冰乙醇洗至灰白色，干燥，测熔点，mp.275℃（分解）。

10. 诺氟沙星的另一种制备 在装有搅拌器、回流冷凝器、温度计的三颈瓶中，加入螯合物 10g、无水哌嗪 8g、二甲亚砜（DMSO）30g，于 110℃反应 3 小时，冷却至 90℃，加入 10% 氢氧化钠溶液 20ml，回流 2 小时，冷至室温，加 50ml 水稀释，用乙酸调 pH 为 7.2，过滤，水洗，得粗品。在 250ml 烧杯中加入粗品及 100ml 水，加热溶解后，冷却，用乙酸调 pH 为 7，析出固体，抽滤，水洗，干燥，得诺氟沙星，测熔点，mp.216～220℃。

注意事项

（1）"1"步反应是用混酸硝化。硫酸可以防止副反应的进行，并可以增加被硝化物的溶解度；硝酸生成 NO_2^+，是硝化剂。

（2）"1"步硝化反应需达到40℃才能反应，低于此温度，滴加混酸会导致大量混酸聚集，一旦反应引发，聚集的混酸会使反应温度急剧升高，生成许多副产物，因此滴加混酸时应调节滴加速度，控制反应温度在40～50℃。

（3）"1"步反应所得的产品纯度已经足够用于下步反应，如要得到较纯的产品，可以采用水蒸汽蒸馏或减压蒸馏的方法。

（4）3,4-二氯硝基苯的mp.39～41℃，不能用红外线灯或烘箱干燥。

（5）"2"步氟化反应为绝对无水反应，一切仪器及药品必须绝对无水，微量水会导致收率大幅下降。

（6）为保证"2"步反应反应液的无水状态，可在刚回流时蒸出少量二甲亚砜，将反应液中的微量水分带出。

（7）"2"步反应进行水蒸气蒸馏时，少量冷凝水就已足够，大量冷凝水会导致4-氟-3-氯硝基苯固化，堵塞冷凝管。

（8）胺的制备通常是在盐酸或醋酸存在下用铁粉还原硝基化合物而制得的。该法原料便宜，操作简便，收率稳定，适于工业生产。

（9）铁粉由于表面上有氧化铁膜，需经活化才能反应，铁粉粗细一般以60目为宜。

（10）由于铁粉密度较大，搅拌速度慢则不能将铁粉搅匀，会在烧瓶下部结块，影响收率，因此"3"步反应应剧烈搅拌。

（11）水蒸气蒸馏应控制冷凝水的流速，防止4-氟-3-氯苯胺固化，堵塞冷凝管。

（12）4-氟-3-氯苯胺的熔点低（40～43℃），故应低温干燥。

（13）"4"步反应是一缩合反应，$ZnCl_2$是Lewis酸，作为催化剂。

（14）真空度要达666.6Pa以上，才可进行减压蒸馏操作，真空度小，蒸馏温度高，导致收率下降。

（15）减压回收原甲酸三乙酯时亦可进行常压蒸馏，收集140～150℃的沸点馏分。蒸出的原甲酸三乙酯可以套用。

（16）"5"步反应为无水反应，所有仪器应干燥，严格按无水反应操作进行，否则会导致EMME分解。

（17）"5"步环合反应温度控制在260～270℃，为避免温度超过270℃，可在将要达到270℃时缓慢加热。反应开始后，反应液变黏稠，为避免局部过热，应快速搅拌。

（18）"6"步反应中所用DMF要预先进行干燥，少量水分对收率有很大影响，所用无水碳酸钾需炒过。

（19）溴乙烷沸点低，易挥发，为避免"6"步反应损失，可将滴液漏斗的滴管加长，插到液面以下，同时注意反应装置的密闭性。

（20）"6"步反应中反应液加水时要降至50℃左右，温度太高会导致酯键水解，过低会使产物结块，不易处理。

（21）"6"步反应中滤饼洗涤时要将颗粒碾细，同时用大量水冲洗，否则会有少量K_2CO_3残留。

（22）乙醇重结晶操作过程：取粗品，加入4倍量的乙醇，加热至沸，溶解。稍冷，加入活性炭，回流10分钟，趁热过滤，滤液冷却至10℃使结晶析出，过滤，洗涤，干燥，得精品，测熔点（mp.144～145℃）。母液中尚有部分产品，可以浓缩一半体积后，冷却，析晶，所得产品亦可用于下步投料。

（23）"7"步反应由于反应物不溶于碱，而产品溶于碱，反应完全后，反应液澄清。

（24）"7"步反应在调pH之前应先粗略计算盐酸用量，快到终点时，将盐酸稀释，以防加入过量的酸。

（25）重结晶的方法：取粗品，加入5倍量"6"步回收的DMF，加热溶解，加入活性炭，再加热，过滤，除去活性炭，冷却，结晶，过滤，洗涤，干燥，得精品。

（26）"8"步反应为氮烃化反应，注意温度与时间对反应的影响。

（27）"8"步反应物的6位氟亦可与7位氯竞争性地参与反应，会有氯哌酸副产物生成，最多可达25%。

（28）硼酸与醋酐反应生成硼酸三乙酰酯，此反应到达79℃临界点时才开始反应，并释放出大量热，温度急剧升高。如果量大，则有冲料的危险，建议采用250ml以上的反应瓶，并缓慢加热。

（29）由于螯合物在乙醇中有一定溶解度，为避免产品损失，最后洗涤时，可先用冰水洗涤，温度降下来后，再用冰乙醇洗涤。

（30）硼螯合物可以利用4位羰基氧的p电子向硼原子轨道转移的特性，增强诱导效应，激活7-Cl，钝化6-F，从而选择性地提高哌嗪化收率，能彻底地防止氯哌酸的生成。

（31）由于诺氟沙星溶于碱，如反应液在加入 NaOH 回流后澄清，表示反应已进行完全。

（32）过滤粗品时，要将滤饼中的乙酸盐洗净，防止带入精制过程，影响产品的质量。

【思考题】

1. 硝化试剂有许多种，请举出其中几种并说明其各自的特点。

2. 配制混酸时能否将浓硝酸加到浓硫酸中去？为什么？

3. 如何检查"1"步反应已进行完全？

4. 提高"2"步反应收率的关键是什么？

5. 如果延长"2"步反应时间会得到什么样的结果？

6. "2"步反应水溶液中的二甲亚砜如何回收？

7. "3"步反应用的铁粉为硅铁粉，含有部分硅，如用纯铁粉效果如何？

8. 试举出其他还原硝基化合物成胺的还原剂，并简述各自特点。

9. 对于"3"步反应如何检测其反应终点？

10. "3"步反应中为何分步投料？

11. 减压蒸馏的注意事项有哪些？不按操作规程做的后果是什么？

12. "4"步反应所用的 Lewis 酸除 $ZnCl_2$ 外，还有哪些可以替代？

13. 请写出 Could-Jacobs 反应历程，并讨论何种反应条件有利于提高反应收率。

14. "5"步反应为高温反应，试举出几种高温浴装置，并写出安全注意事项。

15. 对于"6"步反应，请找出其它的乙基化试剂，略述优缺点。

16. "6"步反应的副产物是什么？简述减少副产物的方法。

17. "6"步反应采用何种方法可使溴乙烷得到充分合理的利用？

18. 如减压回收 DMF 后不降温，加水稀释，对"6"步反应有何影响？

19. "7"步水解反应的副产物有几种，带入下一步会有何后果？

20. "7"步反应中浓盐酸调 pH 快到 6 时，溶液会有何变化？为什么？

21. "8"步反应中吡啶有哪些作用，并指出本反应的优缺点。

22. "8"步反应中用水重结晶主要分离什么杂质？设计出几种其他的精制方法，并与本法比较。

23. 通过本实验编制一份工艺操作规程及工艺流程，并对本工艺路线做一评价。

24. 搅拌快慢对"9"步反应有何影响？

25. "9"步反应加入乙基物后，反应体系中主要有哪几种物质？

26. 从"10"步反应的特点出发，选择几种可以替代 DMSO 的溶剂或溶剂系统。

中　篇

综合性及设计性实验

第三章 科学研究的实验设计及要求

设计性实验一般要求学生掌握一定的理论知识和实验基本技能，在教师指导下，由学生自主进行实验的设计、组织和管理，直至完成实验。

一、设计性实验的主要程序

设计性实验是学生在教师的指导下，先选择实训项目，根据实训项目，检索查阅文献，然后确定实训项目。实训项目确定后根据实验目的，利用已知的科学规律和研究成果，设计合理的技术路线和实验方案，并认真操作，独立实践，取得实验数据和实验结果。对实验数据进行处理，获得影响实验结果的规律特征。最后总结整个实验过程，撰写实验报告和论文。

设计性实验一般由以下几个步骤组成。

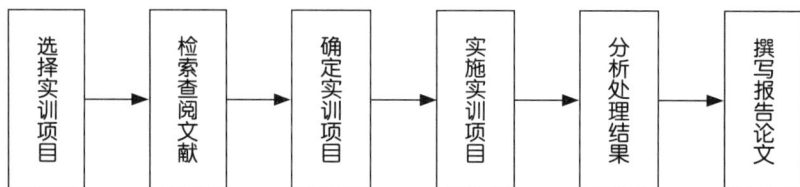

选择实训项目 → 检索查阅文献 → 确定实训项目 → 实施实训项目 → 分析处理结果 → 撰写报告论文

二、实训项目的选择

通过与行业企业专家进行研讨，将学生的职业能力和就业综合考虑在内，选取已知范围内的未知药物设计药物化学鉴别实验。结合生产实际和已学过的典型反应和制备方法设计药物合成实训。设计性实训项目的选题，要有科学依据、研究价值、一定的新颖性和可行性。实验实训条件易于实现，操作可行，能在规定的时间内完成，结果分析、检测方法便于实现。实训所用的原料和试剂易得、价格便宜、工艺步骤不复杂，产生的副产物和三废物少或能够综合利用。

三、文献资料的检索

文献检索是指根据实训课题项目要求，选择相应的信息检索工具或系统，采用适当的途径和技术查找相关资料。设计性实验通过文献检索选择药物化学鉴别和药物合成中的合成步骤、工艺条件、产物的鉴别方法。同时通过文献检索获得原料纯化和试剂配制的方法，为实施设计性实验实训创造了条件。

（一）文献检索的手段

文献检索的手段包括手工检索、联机检索、光盘检索和网络检索等，其中网络检索是目前最常用的检索手段之一，如图书馆的书目检索系统、数字图书馆书目检索系统、期刊论文文摘或全文数据库、学位论文文摘或全文数据库等，均为可靠的网络检索工具。

（二）文献检索的方法

查找文献的方法分为如下三种。

1. 直接法　直接利用检索工具（系统）检索文献信息的方法，这是文献检索中最常用的一种方法。它又分为顺查法、倒查法和抽查法。

（1）顺查法。按照时间的顺序，由远及近地利用检索系统进行文献信息检索的方法。这种方法能收集到某一课题的系统文献，它适用于较大课题的文献检索。例如，已知某课题的起始年代，现在需要了解其发展的全过程，就可以用顺查法从最初的年代开始，逐渐向近期查找。

（2）倒查法。倒查法是由近及远，从新到旧，逆着时间的顺序利用检索工具进行文献检索的方法。此法的重点是放在近期文献上。使用这种方法可以最快地获得最新资料。

（3）抽查法。抽查法是指针对项目的特点，选择有关该项目的文献信息最可能出现或最多出现的时间段，利用检索工具进行重点检索的方法。

2. 追溯法　不利用一般的检索工具，而是利用已经掌握的文献末尾所列的参考文献，进行逐一地追溯查找"引文"的一种最简便的扩大信息来源的方法。它还可以从查到的"引文"中再追溯查找"引文"，像滚雪球一样，依据文献间的引用关系，获得越来越多的相关文献。

3. 综合法　综合法又称为循环法，它是把上述两种方法加以综合运用的方法。综合法兼有直接法和追溯法的优点，可以查得较为全面而准确的文献，是实际中采用较多的方法。

（三）文献检索的途径

检索工具有多种索引，可以提供多种检索途径。一般来讲，检索途径可以分为以下四种：分类途径、主题途径、著者途径和其他途径。

1. 分类途径　分类途径是指按照文献资料所属学科（专业）类别进行检索的途径，它所依据的是检索工具中的分类索引。

2. 主题途径　主题途径是指通过文献资料的内容主题进行检索的途径，它依据的是各种主题索引或关键词索引，检索者只要根据项目确定检索词（主题词或关键词），便可以实施检索。

3. 著者途径　著者途径是指根据已知文献著者来查找文献的途径，它依据的是著者索引，包括个人著者索引和机关团体索引。

4. 其他途径　其他途径包括利用检索工具的各种专用索引来检索的途径。专用索引的种类很多，常见的有各种号码索引（如专利号、入藏号、报告号等）、专用符号代码索引（如元素符号、分子式、结构式等）、专用名词术语索引（如地名、机构名、商品名、生物属名等）。

（四）常用的检索工具

1. 文摘及工具书　美国化学文摘（Chemical Abstracts，简称 CA）、化学大全、化工词典、有机合成事典、溶剂手册、有机化合物结构鉴定与有机波谱学、默克索引（The Engineering Index）等。

2. 三大检索工具　有 Beilstein 的 CrossFire、ISI 的 Web of science、CA on CD。最常用的是 SciFinder 和 Beilstein，最强大的可能是 SciFinder。通常用 SciFinder 来查化合物的具体合成路线的设计。用 Beilstein 可查化合物的理化性质和具体的图谱数据。

3. 数据库　中国期刊网（http://www.cnki.net）；万方数据库（http://www.wanfangdata.com.cn）；中国生物医药文献数据库（http://www.imicans.ac.cn）；美国化学学会全文数据库（http:// www.pubs.acs.org）。

4. 化学网站　用来查找化合物基本性质的网站（http://www.chin.icm.ac.cn；http://www.chemweb.com）；报道 FDA 批准药物资源的网站（http://www.reutershealth.com）。

四、实验数据和结果

（一）实验数据处理

实验数据的处理与分析是实验结果分析的重要部分。在设计性实验过程中，通过实验数据得出明确实验结论，可以对实验过程中出现的问题或发生的新现象做出解释和说明。常用的数据分析方法主要有以下几种。

1. 列表法 表格的设计要求对应关系清楚、简单明了、便于比较、有利于发现相关量之间的物理关系；此外还要求在标题栏中注明物理量名称、符号、数量级和单位等；表号和表格名称应写在表头。

2. 做图法 以因素水平为横坐标、实验指标为纵坐标绘制因素－指标关系图，找出各因素与实验指标间的变化规律，优点是简单，计算量小，实验结果直观明了。

3. 公式法 如回归分析法是利用最小二乘法原理，寻找实验因素和实验指标间是否存在函数关系，并对所建立的回归方程进行统计假设检验，优点是应用数学方法对实验数据进行处理，得到反映事物内部规律的特性。

（二）实验结果分析

实验结果是对产物用文字（如外观、状态、颜色、气味等）和数据（如转化率、体积、质量、产率和收率、熔点、沸程、折光率等）进行描述。

1. 转化率 转化率是在化学反应体系中，参与反应的某种原料量占通入反应体系中该原料总量的百分数。转化率公式如下。

$$转化率 =（初始浓度 - 平衡浓度）/ 初始浓度 \times 100\%$$

2. 产率和收率 产率是指某一特定产物的实际产量占理论产量的百分数。产率公式如下。

$$产率 = 实际产量 / 理论产量 \times 100\%$$

收率是指某一特定产物的实际产量占限制反应物加入量的百分数。收率公式如下。

$$收率 = 实际产量 / 限制反应物加入量 \times 100\%$$

转化率、产率和收率之间的关系如下。

$$收率 = 转化率 \times 产率$$

五、撰写报告和论文

设计性实验完成后，其成果一般以报告和论文的形式提交，内容主要包括：①实验内容简介（摘要），由实验的目的、意义、产物应用领域、相关领域的基本知识、实验方法与实验结果的简单叙述等组成；②实验仪器（包括名称、型号、规格和数量等）、实验原料和试剂（包括名称、规格、纯度和数量等）；③实验原理、实验方法和操作步骤，包括合成路线、实验进程、实验步骤、产物后处理方法、产品检验方法等；④实验结果与数据处理；⑤分析讨论与结论；⑥参考文献等。

第四章 药物鉴别的综合性实验

训练三十 几种未知药物鉴别的综合性实验

【目的】

（1）复习巩固已实验过的部分典型药品的主要理化性质。

（2）训练学生学会鉴别已知范围内的未知药物的方法和程序。

（3）培养学生分析问题、解决问题和综合应用的能力。

【原理】

1. 性状鉴别

（1）外观。维生素 B_2 为橙黄色结晶性粉末，奥沙西泮、对乙酰氨基酚、磺胺嘧啶、青霉素钠、硫酸链霉素、维生素 C 为白色或类白色结晶性粉末。

（2）溶解性。青霉素钠、硫酸链霉素、维生素 C 溶于水，对乙酰氨基酚略溶于水，奥沙西泮、磺胺嘧啶、维生素 B_2 不溶于水。

2. 化学鉴别

（1）三氯化铁显色反应。对乙酰氨基酚分子中含有酚羟基，与三氯化铁试液作用，能显蓝紫色。

（2）硝酸银氧化反应。维生素 C 含有连二烯醇结构，具有还原性，和硝酸银反应，能析出黑色的银沉淀。

（3）重氮化－偶合反应。奥沙西泮在酸性溶液或碱性溶液中加热水解，生成的 2-苯甲酰基 -4- 氯苯胺含有芳香第一胺结构，经重氮化后与碱性 β- 萘酚偶合，生成橙红色的偶氮化合物，磺胺嘧啶含有芳香第一胺结构，也具有重氮化－偶合反应。

（4）铜盐反应。磺胺嘧啶与硫酸铜发生取代反应，生成黄绿色的磺胺嘧啶铜沉淀。

（5）Na^+ 的火焰。青霉素钠含有钠离子，灼烧产生黄色火焰。

（6）SO_4^{2-} 的沉淀反应。硫酸链霉素含有 SO_4^{2-}，与氯化钡试液反应生成白色的

$BaSO_4$ 沉淀。

【材料】

1. 药品　奥沙西泮、对乙酰氨基酚、磺胺嘧啶、青霉素钠、硫酸链霉素、维生素 C、维生素 B_2。

2. 试剂　硝酸银试液、氯化钡试液、三氯化铁试液、0.4%氢氧化钠溶液、硫酸铜试液。

3. 仪器　电热恒温水浴锅、试管、药匙、量筒、烧杯、研钵、漏斗、铂丝、酒精灯、试管夹。

【方法】

1. 配液

（1）硝酸银试液。取硝酸银 17.5g，加水适量使溶解成 1000ml，摇匀，即得。

（2）氯化钡试液。取氯化钡的细粉 5g，加水使溶解成 100ml，即得。

（3）三氯化铁试液。取三氯化铁 9g，加水使溶解成 100ml，即得。

（4）0.4%氢氧化钠溶液。取氢氧化钠 0.4g，加水使溶解成 100ml，即得。

（5）硫酸铜试液。取硫酸铜 12.5g，加水使溶解成 100ml，即得。

2. 初步试验　对 7 个未知药品进行编号，将每个药品分成三份，一份做初步试验，一份做确证试验，另一份供复查核实用。先进行外观观察、溶解性试验、灼烧试验等初步试验，然后再进行确证试验。

（1）观察 7 个未知药品的颜色。

（2）取 7 支试管，分别加入少量 7 个未知药品，加入 1ml 水，观察药物的溶解性。

（3）取铂丝，一端弯成钩形，先在酒精灯上烧去杂质，至火焰无色后，铂丝先蘸取盐酸润湿后，再分别蘸取 7 个未知药品少许，放进火焰中灼烧，观察出现鲜黄色火焰的药品。

通过初步试验，可以定论的药品如下。橙黄色结晶性粉末，不溶于水的为维生素 B_2；溶于水，有鲜黄色火焰的为青霉素钠。不溶于水的药品还有 3 个，溶于水的药品还有 2 个。

3. 确证试验

（1）取两支试管，分别加入溶于水的两个药品约 0.2g，加水 10ml 溶解后，再取溶液 5ml，加硝酸银试液 0.5ml，产生黑色沉淀的可以定论为维生素 C，另一支试管中的药品为硫酸链霉素；或者取两支试管，分别加入溶于水的两个药品约 0.2g，加蒸馏水 2ml 溶解后，加氯化钡试液，生成白色沉淀的为硫酸链霉素，另一支试管中的药品为维生素 C。

（2）取三支试管，分别加入不溶于或略溶于水的三个药品微量，加少许的水溶解，滴加三氯化铁试液，显蓝紫色的为对乙酰氨基酚。

（3）取两支试管，分别加入尚未确证的奥沙西泮和磺胺嘧啶约 0.1g，加水与 0.4% 氢氧化钠溶液各 3ml，振摇使溶解，滤过，取滤液，加硫酸铜试液 1 滴，生成黄绿色沉淀，放置后变为紫色的为磺胺嘧啶，另一支试管中的药品为奥沙西泮。

> 注意事项
>
> （1）若供试品为片剂，应先进行处理，然后称取适量的样品，照上述方法进行，实验现象应与原料药相同。
>
> （2）经编号而未标名的未知药品，实验取样中，不能用同一药勺，严格避免混淆掺杂而干扰结果。
>
> （3）进行硝酸银反应时，若两支试管均出现白色凝胶沉淀，则检查蒸馏水中是否存有 Cl^-，做蒸馏水的空白对照实验。

【思考题】

1. 写出上述药物的结构，并指出用于定性鉴别的官能团位置。

2. 画出本实训药物鉴别的流程图。

3. 总结未知药物定性鉴别的步骤。

第五章　药物合成的设计性实验

训练三十一　尼群地平合成的设计性实验

【目的】

（1）通过查阅文献，由学生自行选择合成路线，设计实验方案。

（2）运用已经掌握的药物合成技术进行尼群地平的合成并得到最终产物。

（3）掌握硝化剂的种类和不同应用范围，硝化反应和环合反应的种类、反应原理、特点、操作条件和具体操作过程。

（4）通过该药工艺过程设计与药物合成，锻炼独立分析问题、解决问题的能力，了解药物化学中药物设计与合成的全过程。

【原理】

尼群地平的化学名为 2,6- 二甲基 -4-（3- 硝基苯基）-1,4- 二氢 -3,5- 吡啶二甲酸甲酯乙酯。化学结构式如下。

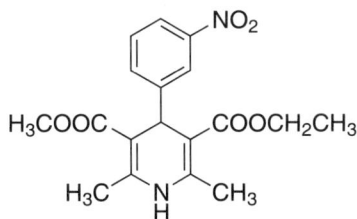

尼群地平为黄色结晶或结晶性粉末，无臭，遇光易变质，在丙酮或三氯甲烷中易溶，在甲醇或乙醇中略溶，在水中几乎不溶，熔点为 157 ~ 161℃。主要中间体间硝基苯甲醛为淡黄色结晶，在乙醇、丙酮、三氯甲烷等有机溶剂中溶解，在水中不溶。

本品为选择性作用于血管平滑肌的钙离子拮抗剂，它对血管的亲和力比对心肌大，对冠状动脉的选择作用更强，能降低心肌耗氧量，对缺血性心肌有保护作用。可降低总外周阻力，使血压下降。具有很强的扩血管作用，临床用于冠心病及高血压，尤其适用于这两种疾病的患者，也可用于充血性心力衰竭。

通过查阅文献，尼群地平的合成路线可归纳为以下两条。

路线一：尼群地平可由苯甲醛与硝酸钾，在浓硫酸催化下，在冰盐浴冷至 0℃时进行硝化反应，得间硝基苯甲醛，再和乙酰乙酸乙酯及 β-氨基巴豆酸甲酯反应制得。

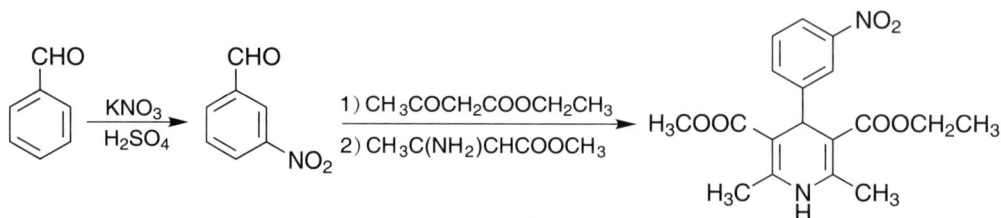

路线二：尼群地平由间硝基苯甲醛在浓硫酸催化下，与乙酰乙酸甲酯进行缩合反应，得 2-（3-硝基亚苄基）乙酰乙酸甲酯，再和 3-氨基 -2- 丁烯酸乙酯环合制得。

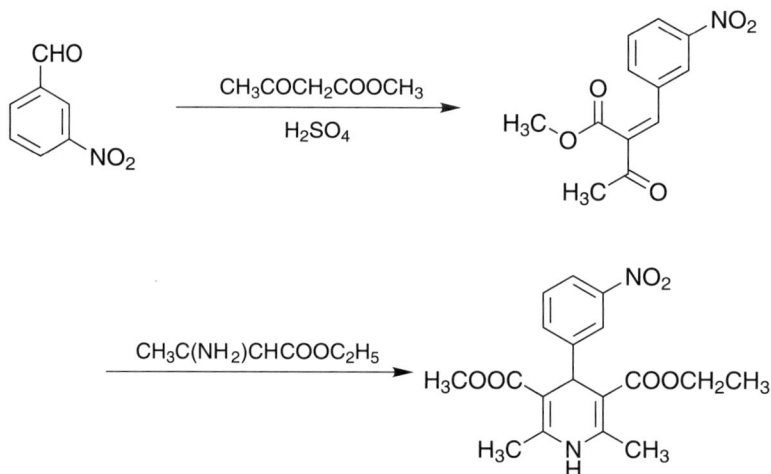

其中路线一操作简单、可行，我们可选择路线一合成尼群地平。

【材料】

1. 原料　苯甲醛。

2. 试剂　硝酸钾、浓硫酸、5% 碳酸钠溶液、乙酰乙酸乙酯、无水乙醇、β-氨基巴豆酸甲酯。

3. 仪器　三口烧瓶、滴液漏斗、电动搅拌器装置、球形冷凝管、温度计、冰盐浴、圆底烧瓶、蒸馏烧瓶装置、乳钵、布氏漏斗、抽滤瓶、小烧杯、循环水真空泵等。

【方法】

1. 间硝基苯甲醛的制备（硝化）　在装有搅拌器、温度计和滴液漏斗的 250ml 三口烧瓶中，将 11g 硝酸钾溶于 40ml 浓硫酸中，用冰盐浴冷至 0℃以下，在不断搅拌下，慢慢滴加苯甲醛 10g（在 60 ~ 90 分钟内滴完），滴加过程中控制反应温度在 0 ~ 2℃之间。滴加完毕，控制反应温度在 0 ~ 5℃之间继续反应 90 分钟，将反应物慢慢倾入约 200ml 冰水中，边倒边搅拌，析出黄色固体，抽滤。滤渣转移至乳钵中，研细，加 5%碳酸钠溶液 20ml(由 1g 碳酸钠加 20ml 水配成)，研磨 5 分钟，抽滤，用冰水洗涤 7 ~ 8 次，压干，得间硝基苯甲醛，自然干燥，测熔点（熔点为 56 ~ 58℃），称重，计算收率。

2. 3– 硝基亚苄基乙酰乙酸乙酯的制备　将 17ml 乙酰乙酸乙酯加入 250ml 三口烧瓶中，搅拌下冷却至 0℃，慢慢滴加 2ml 浓硫酸，滴毕，分数次加入 9g 间硝基苯甲醛，加毕，于低温 5 ~ 8℃（温度不超过 10℃）反应 4 小时，冷冻过夜，抽滤，水洗结晶，乙醇重结晶，干燥，得白色晶体，测熔点。

3. 尼群地平的制备　在装有搅拌器、球形冷凝管的 250ml 三口烧瓶中，依次加入 30ml 无水乙醇、5g 3– 硝基亚苄基乙酰乙酸乙酯和 3g β– 氨基巴豆酸甲酯，搅拌，回流反应 6 小时左右，冷凝到 50℃，减压回收乙醇，冷冻过夜，抽滤，得黄色固体，用无水乙醇重结晶，得荧光黄色粉末产品，测熔点。

注意事项

（1）同学提前分组查阅文献，设计详细的合成路线，要求合成路线简单、可行、产率高。每组同学将所设计的实验方案交给老师审阅，经老师同意后方可进行实验。实验准备室提供实验需要的原料、试剂及仪器。实验完成后书写实验报告。

（2）实验报告应完整，包括实验目的、设计背景介绍、合成路线、原料、试剂、仪器、实验步骤、结果与讨论等。在合成路线部分应写出化学反应式，并写出你选择其中一条合成路线的原因；在实验步骤部分，要写清楚原料和试剂的用量、实验过程、实验现象、每步反应产物的产率；在结果和讨论中，学生应该解释所观察到的现象和结果，并找出成功和失败的原因。

【思考题】

1. 尼群地平分子结构中是否含有手性碳原子？

2. 实验过程中出现了哪些问题？如何解决？

训练三十二　阿昔洛韦合成的设计性实验

【目的】

（1）通过查阅文献，由学生自行选择合成路线，选择不同的实验方案，设计该药的具体合成工艺过程。

（2）运用已经掌握的药物合成技术进行本品的合成并得到最终产物。

（3）掌握酰化、缩合、氨解和硅烷化的反应原理和操作过程。

（4）培养学生独立分析问题、解决问题的能力，了解药物化学中药物设计与合成的全过程。

【原理】

阿昔洛韦（ACV）的化学名为 9-（2-羟乙氧甲基）鸟嘌呤，别名为阿昔洛维、开糖环鸟苷、羟乙氧甲鸟嘌呤、适患疗、输维疗静、无环鸟嘌呤核苷、无环鸟嘌呤、无环鸟苷等。化学结构式如下。

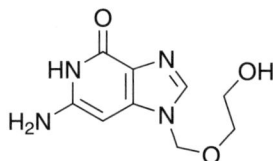

阿昔洛韦为白色结晶性粉末，在冰醋酸或热水中略溶，在乙醚或二氯甲烷中几乎不溶，在氢氧化钠试液中易溶。主要中间体 9-（2-乙酰氧乙氧基）甲基鸟嘌呤为白色结晶性粉末，熔点为 240 ～ 241℃（分解）。

阿昔洛韦为一种合成的嘌呤核苷类似物。主要用于单纯疱疹病毒所致的各种感染，可用于初发或复发性皮肤、黏膜、外生殖器感染及免疫缺陷者发生的 HSV 感染。为治疗 HSV 脑炎的首选药物，减少发病率及降低死亡率的作用均优于阿糖腺苷。还可用于带状疱疹、EB 病毒及免疫缺陷者并发水痘等感染。

关于阿昔洛韦合成路线的报道很多，以下列举几条合成路线。

路线一：以 5-氨基咪唑 -4-甲酰胺为起始原料，和 3-氧杂 -4-氯丁醇乙酸酯于 1 位烷基化，再和 N-苯甲酰基硫代甲酰亚胺（PhCONCS）在丙酮中加热回流，最后在碱性条件下水解得到阿昔洛韦。

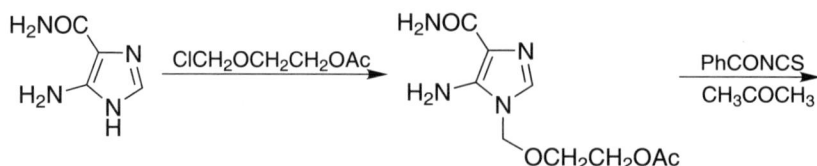

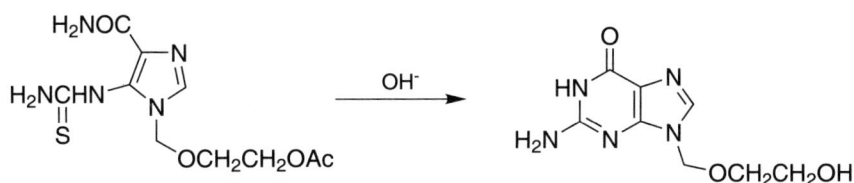

路线二：以鸟嘌呤核苷为起始原料，经乙酸酐的酰化，然后以对甲苯磺酸为催化剂，和 2- 氧杂 -1,4- 丁二醇二乙酸酯缩合，最后在甲胺的存在下经氨解三步反应而制得。

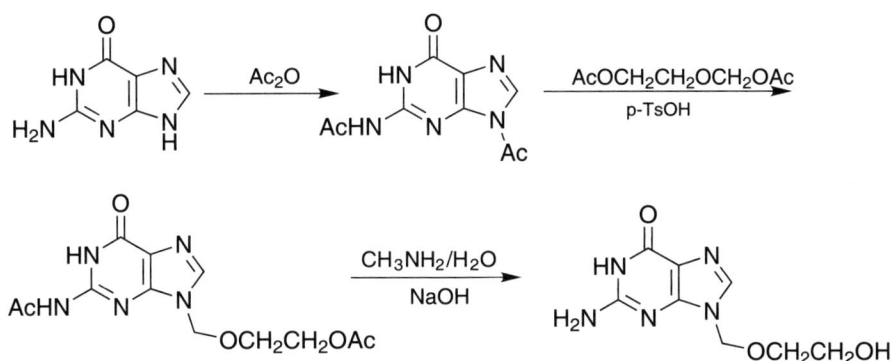

路线三：以鸟嘌呤为原料，可经酰化、缩合和氨解分步制备，也可经六甲基二硅胺硅烷化，与 3- 氧杂 -4- 溴丁醇乙酸酯缩合，最后碱性水解制备阿昔洛韦。

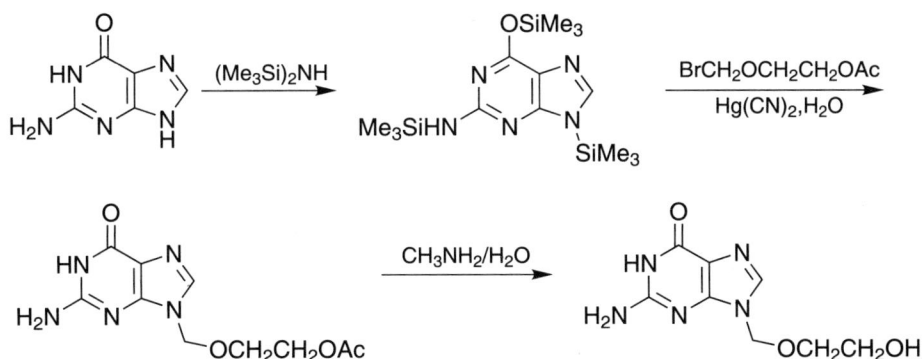

其中从鸟嘌呤出发的路线为好，这是由于鸟嘌呤可利用相应药物生产中分解得到的副产物或经发酵所得的 5′-GMP 的水解或化学合成而方便地获得。以鸟嘌呤为原料制备阿昔洛韦可经酰化、缩合和氨解分步制备或一步制备，也可经硅烷化、缩合和水解制备。

【材料】

1. 原料　鸟嘌呤。

2. 试剂　乙酸酐、对甲苯磺酸、2- 氧杂 -1,4- 丁二醇二乙酸酯、甲胺、六甲基二硅胺、3- 氧杂 -4- 溴丁醇乙酸酯。

3. 仪器　回流装置、减压蒸馏装置等。

【方法】

自行设计。

注意事项

（1）同学提前分组查阅文献，设计详细的合成路线，要求合成路线简单、可行、产率高。每组同学将所设计的实验方案交给老师审阅，经老师同意后方可进行实验。实验准备室提供实验需要的原料、试剂及仪器。实验完成后书写实验报告。

（2）实验报告应完整，包括实验目的、设计背景介绍、合成路线、原料、试剂、仪器、实验步骤、结果与讨论等。在合成路线部分应写出化学反应式，并写出你选择其中一条合成路线的原因；在实验步骤部分，要写清楚原料和试剂的用量、实验过程、实验现象、每步反应产物的产率；在结果和讨论中，学生应该解释所观察到的现象和结果，并找出成功和失败的原因。

【思考题】

1. 阿昔洛韦的合成路线还有哪些？

2. 实验过程中出现了哪些问题？如何解决？

训练三十三　盐酸索他洛尔的设计性实验

【目的】

（1）通过查阅文献，由学生自行选择合成路线，选择不同的实验方案，设计该药的具体合成工艺过程。

（2）运用已经掌握的药物合成技术进行本品的合成并得到最终产物。

（3）学习掌握酰化反应、傅 – 克反应、缩合反应、氢化还原反应原理和具体操作过程。

（4）培养学生独立分析问题、解决问题的能力。

【原理】

盐酸索他洛尔的化学名为 4'-（1-羟基-2-异丙氨基乙基）甲磺酰苯胺盐酸盐。又名甲磺胺心安、心得怡、施太可。化学结构式如下。

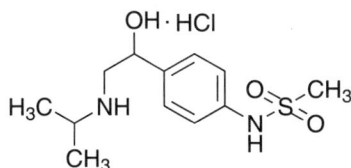

盐酸索他洛尔为白色结晶，熔点为 206～208℃（分解）。主要中间体甲磺酰苯胺为白色粉末状结晶，熔点为 99～101℃；4-溴乙酰甲磺酰苯胺为浅黄色结晶，熔点为 190～192℃；4-（1-异丙氨基乙酰基）甲磺酰苯胺盐酸盐为白色结晶，熔点为 222～226℃（分解）。

本品是唯一兼有 β-受体阻滞作用和能延长动作电位时程的抗心律失常药物。与传统的抗心律失常药物相比，具有生物利用度高、半衰期长的优点。用于治疗室性和室上性心律失常、高血压、心绞痛和心肌梗死，尤其适用于各种危及生命的室性快速型心律失常。

查阅文献，选择一条简单、可行、收率高的合成路线。

【材料】

本实验可能用到的原料及试剂有苯胺、甲磺酰氯、溴乙酰溴、异丙胺、钯碳等；可能用到的仪器有电磁搅拌仪、电动搅拌器、回流装置、氢化装置等。

【方法】

自行设计。

注意事项

（1）同学提前分组查阅文献，设计详细的合成路线，要求合成路线简单、可行、产率高。每组同学将所设计的实验方案交给老师审阅，经老师同意后方可进行实验。实验准备室提供实验需要的原料、试剂及仪器。实验完成后书写实验报告。

（2）实验报告应完整，包括实验目的、设计背景介绍、合成路线、原料、试剂、仪器、实验步骤、结果与讨论等。在合成路线部分应写出化学反应式，

并写出你选择其中一条合成路线的原因；在实验步骤部分，要写清楚原料和试剂的用量、实验过程、实验现象、每步反应产物的产率；在结果和讨论中，学生应该解释所观察到的现象和结果，并找出成功和失败的原因。

【思考题】

1. 查阅文献，盐酸索他洛尔的各条合成路线各有何优缺点？

2. 实验过程中出现了哪些问题？如何解决？

下　篇

实践与应用

第六章 新药开发与研究

第一节 褪黑素受体激动剂的合成研究

一、研究背景

在现代社会中，随着生活节奏的加快和生活压力的增加，失眠成为常见病和多发病，其中 2% ~ 6% 的患者需要使用催眠药物进行治疗。但是，在临床使用过程中，苯二氮䓬类不良反应逐渐显露，如白日宿醉、反跳性失眠，长期使用可发生依赖性和戒断症状（失眠、焦虑、激动、震颤等）。因此，寻求选择性强的新型镇静催眠药已经成为热点研究课题。

褪黑素是人体脑内松果体分泌的内源性激素，对多个系统具有调节功能，其中对睡眠的调节作用尤为突出，被视为"体内安眠药"。褪黑素通过激动褪黑素受体，用于治疗睡眠障碍有一定疗效。外源性褪黑素在使用时存在吸收不佳、生物利用度小、在 CYP1A2 催化下迅速代谢为 5- 羟基褪黑素失去活性等缺点，而且副作用较大，如造成低体温、释放乳激素导致不孕、降低男性睾丸素水平等，具有明显的抑制生殖功能的作用。

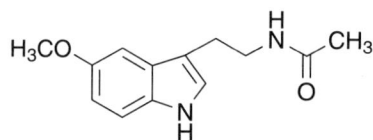

褪黑素

以外源性的褪黑素为先导化合物，经过合理的药物设计，得到可激动褪黑素受体而具有催眠活性的褪黑素衍生物；运用生物电子等排原理用碳原子取代吲哚环上的氮原子，得到雷美替胺；进一步用萘环替代吲哚环，得到阿戈美拉汀。

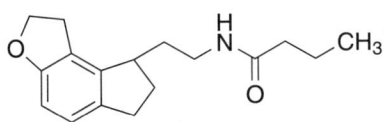

雷美替胺

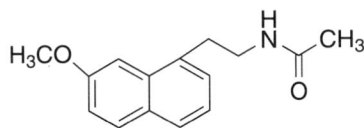

阿戈美拉汀

雷美替胺能够模拟内源性褪黑素的生理作用，从而诱导睡眠的产生。相关研究表明：雷美替胺选择性激动褪黑素受体，对 5- 羟色胺、多巴胺、乙酰胆碱及阿片受体等均无亲和力，因此，没有镇静催眠药常见的乏力、嗜睡等不良反应。2005 年，雷美替胺作为第一个褪黑素受体激动剂获得美国 FDA 批准，由于在使用过程中无依赖性和药物滥用倾向，被列为不受管制的催眠药物。

二、合成设计要求

（1）目前雷美替胺的起始原料有 6- 甲氧基 -1- 茚酮、2,3- 二氢苯并呋喃、对溴苯酚等。在实验设计阶段可以对现有的设计路线进行改进，也可设计新的合成路线。

（2）列出所需实验仪器及药品。

（3）拟定合适的反应进程监测方法。

（4）拟定合适的中间体及产品的纯化方法。

（5）根据有关知识对产品进行拆分。

（6）列出实验过程中可能出现的问题及对应的处理方法，并拟定事故应急预案。

三、合成步骤及路线

合成步骤：2,3- 二氢苯并呋喃（2）经 Vilsmeier–Haack 反应、Wittig–Horner 缩合和双键还原得到 2,3- 二氢苯并呋喃 -5- 甲醛（3）。（2,3- 二氢苯并呋喃 -5- 基）丙酸乙酯（4）再经碘催化进行一步双溴代、水解、环合、脱溴、Wittig–Horner 缩合、还原等反应得到（±）-2-（1,2,6,7- 四氢 -8H- 茚并 [5,4-b] 呋喃 -8- 基）乙胺，以 L-（—）- 二苯甲酰酒石酸一水合物拆分后，与丙酰氯缩合得到失眠症治疗药物雷美替胺（1）。

合成路线如图 6-1 所示。

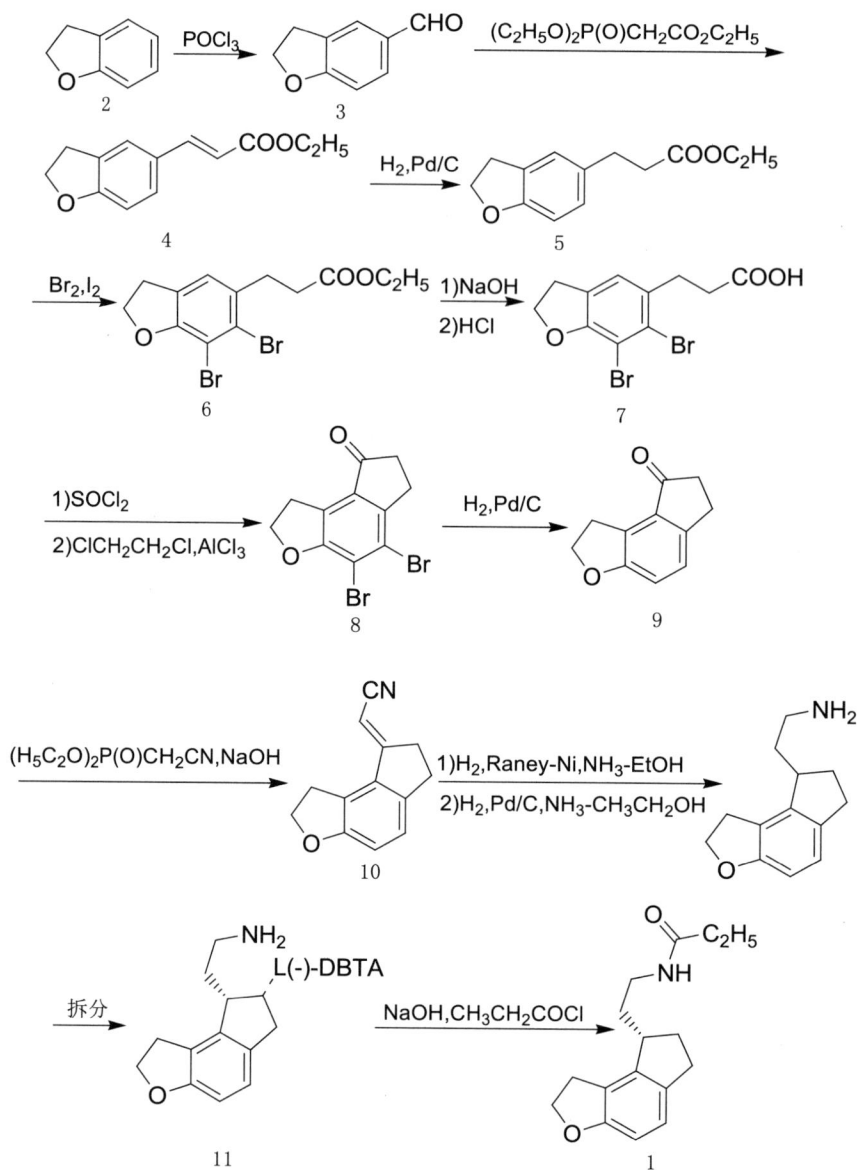

图 6-1　雷美替胺的合成路线图

第二节　可逆型质子泵抑制剂的合成研究

一、研究背景

消化道溃疡病为一种常见病和多发病，主要发生在胃幽门和十二指肠处，为胃液的消化作用所引起的胃黏膜损伤，故又称为胃、十二指肠溃疡。发生溃疡的基本原因是胃酸分泌过多，黏膜的抵抗力下降，或两者兼而有之。随着对消化道溃疡发病机制研究的不断深入，治疗消化性溃疡的药物在近几年也相应有了快速的发展。20世纪70年代，组胺 H_2 受体拮抗剂的上市、80年代 H^+–K^+–ATP 酶（质子泵）抑制剂的研发、90年代幽门螺杆菌根除疗法的提出及新型胃黏膜保护剂的研究，为消化道溃疡的治疗开辟了全新的途径和方法。

H^+–K^+–ATP 酶仅在胃壁细胞表面存在，与组胺 H_2 受体拮抗剂等其他抑制胃酸分泌的药物相比，质子泵抑制剂具有作用强、选择性高、副作用小、作用时间长、治愈率高、可与抗胃幽门螺杆菌的抗微生物药物合用等优点。因此，质子泵抑制剂的发现在治疗胃溃疡方面具有里程碑式的重要意义。

奥美拉唑、兰索拉唑、泮托拉唑等药物到达胃壁细胞后，在酸性环境下被激活为活性形式，在胃泌酸小管口与质子泵发生不可逆二硫键共价结合，被称为不可逆质子泵抑制剂。在使用过程中发现该类药物有如下特点，抑制胃酸分泌不彻底，只对活化的质子泵有效，导致夜间酸突破现象发生；长期使用时，可能引发高胃泌素血症，进一步导致胃黏膜或胃癌癌前病变。

可逆型质子泵抑制剂对 H^+–K^+–ATP 酶的抑制是可逆的，持续时间短，能调节性减少胃酸分泌，而不会造成过度抑制，避免不可逆质子泵抑制剂造成的胃酸缺乏并减少相应的副作用。瑞伐拉赞是全球唯一上市的可逆型质子泵抑制剂，由韩国柳韩（Yuhan）公司研制成功，2005年9月获韩国 FDA 批准上市，用于十二指肠溃疡和胃炎、急性胃炎和胃癌病灶的改善、慢性胃炎，短期治疗消化性溃疡。

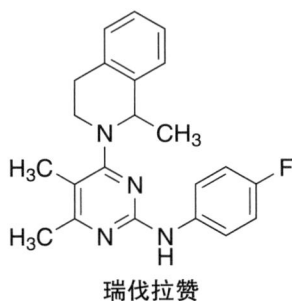

瑞伐拉赞

目前研究的可逆型质子泵抑制剂多为弱碱性杂环化合物，质子化后能与钾离子可逆性竞争 H^+–K^+–ATP 酶上的钾离子高亲和部位，抑制酶的活性，从而阻断胃酸分泌。因此，该类抑制剂又称为钾离子竞争性酸阻滞剂，抑酸效果与质子泵活化情况无关，临床上可明显减少夜间酸突破的发生，已成为抗溃疡药物研究的热点课题。

二、合成设计要求

（1）目前瑞伐拉赞的起始原料有 α– 甲基苄胺、苯乙胺、四氢异喹啉、对氟苯胺、硝基胍等。在实验设计阶段可以对现有的设计路线进行改进，也可设计新的合成路线。

（2）列出所需实验仪器及药品。

（3）拟定合适的反应进程监测方法。

（4）拟定合适的中间体及产品的纯化方法。

（5）根据有关知识对产品进行拆分。

（6）列出实验过程中可能出现的问题及对应的处理方法，并拟定事故应急预案。

三、合成步骤及路线

合成步骤：对氟苯胺与氨基氰反应得到的 N-（4-氟苯基）胍碳酸盐（2），经脱酸、与 α-甲基乙酰乙酸乙酯闭环和氯代反应制得关键中间体 4-氯-2-（4-氟苯胺基）-5,6-二甲基嘧啶（4）。另用苯乙胺与乙酰氯经酰胺化后闭环和还原反应制得 1-甲基-1,2,3,4-四氢异喹啉（7）。4 和 7 经缩合、成盐得到抗溃疡药盐酸瑞伐拉赞（1）。

合成路线如图 6-2 所示。

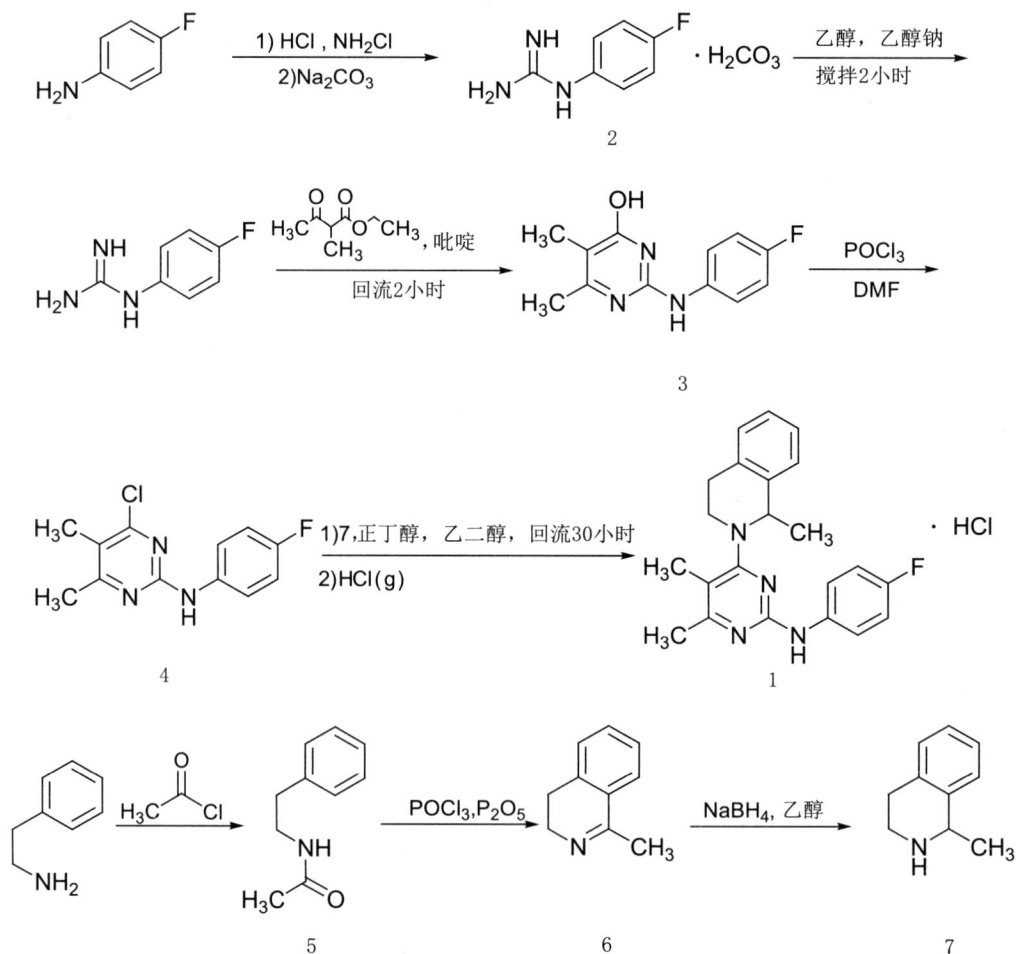

图 6-2　盐酸瑞伐拉赞的合成路线

第三节　血管紧张素 Ⅱ 受体拮抗剂的合成研究

一、研究背景

　　高血压药物治疗始于 20 世纪 40 年代，从应用中枢镇静药与硫氰酸盐类药进行治疗发展至今，已形成了以利尿剂、β– 受体阻滞剂、钙拮抗剂、血管紧张素转换酶抑制剂、血管紧张素 Ⅱ 受体拮抗剂、周围血管扩张药等几大类药为主的抗高血压药家族。其中，血管紧张素 Ⅱ 受体拮抗剂已经为抗高血压药物的新生力量。

　　血管紧张素 Ⅱ 受体拮抗剂开发于 20 世纪 90 年代，以 1994 年问世的 DuPount/Merck 公司研发的第一个该类产品——氯沙坦为代表。自氯沙坦在瑞典上市以来，通过对氯沙坦的结构修饰得到一系列血管紧张素 Ⅱ 受体拮抗剂，如联苯四氮唑类的缬沙坦、奥美沙坦；联苯羧酸类的替米沙坦；联苯氧代噁二唑类的阿齐沙坦以及非联苯类的依普沙坦等多个药物。沙坦类药物迅速发展。

　　阿齐沙坦酯是由日本武田制药公司研发的血管紧张素 Ⅱ 受体拮抗剂，于 2011 年 2 月获美国 FDA 批准用于成人高血压的治疗。

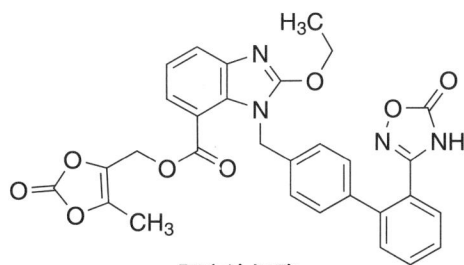

阿齐沙坦酯

　　阿齐沙坦酯在口服吸收后水解为阿齐沙坦，在血管平滑肌和肾上腺等多种组织中，通过选择性阻断血管紧张素 Ⅱ 与 AT_1 受体的结合而阻断血管紧张素 Ⅱ 的血管收缩和醛固酮分泌作用，达到降压的效果。由于其并不抑制血管紧张素转换酶，故不会影响缓激肽水平，也不会结合并阻断其他与血管调节作用相关的受体或离子通道，副作用较低。

　　阿齐沙坦酯作为新一代血管紧张素 Ⅱ 受体拮抗剂，不仅能高选择性阻断 AT_1 受体，单独或联合用药均具有平稳持久的降血压作用，而且还能通过部分激活过氧化物酶体增殖物激活受体而对糖尿病患者产生潜在的保护作用，显示出良好的治疗前景。

二、合成设计要求

（1）目前阿齐沙坦酯的起始原料有 2- 氨基苯甲酸酯、3- 硝基 -2- 羧基苯甲酸酯、2- 甲基 -6- 硝基苯胺等。在实验设计阶段可以对现有的设计路线进行改进，也可设计新的合成路线。

（2）列出所需实验仪器及药品。

（3）拟定合适的反应进程监测方法。

（4）拟定合适的中间体及产品的纯化方法。

（5）列出实验过程中可能出现的问题及对应的处理方法，并拟定事故应急预案。

三、合成步骤及路线

合成步骤：以 1-［（2′- 氰基联苯 -4- 基）甲基］-2 - 乙氧基 -1H- 苯并咪唑 -7- 甲酸甲酯（1）作为起始原料，与盐酸羟胺缩合得到 2 - 乙氧基 -1-{［（2′- 羟基氨甲亚氨基）联苯 -4- 基］- 甲基｝-1H- 苯并咪唑 -7- 羧酸甲酯（2）。用羰基二咪唑（CDI）代替氯甲酸乙酯与 2 进行"一锅煮"反应得到 2 - 乙氧基 -1-{［2′-（2,5 - 二氢 -5- 氧 -1,2,4- 二唑 -3- 基）联苯 -4- 基］甲基｝苯并咪唑 -7- 羧酸甲酯（3），最后 3 在碱性条件下水解即可得到阿齐沙坦（Azilsartan，4）。

合成路线如图 6-3 所示。

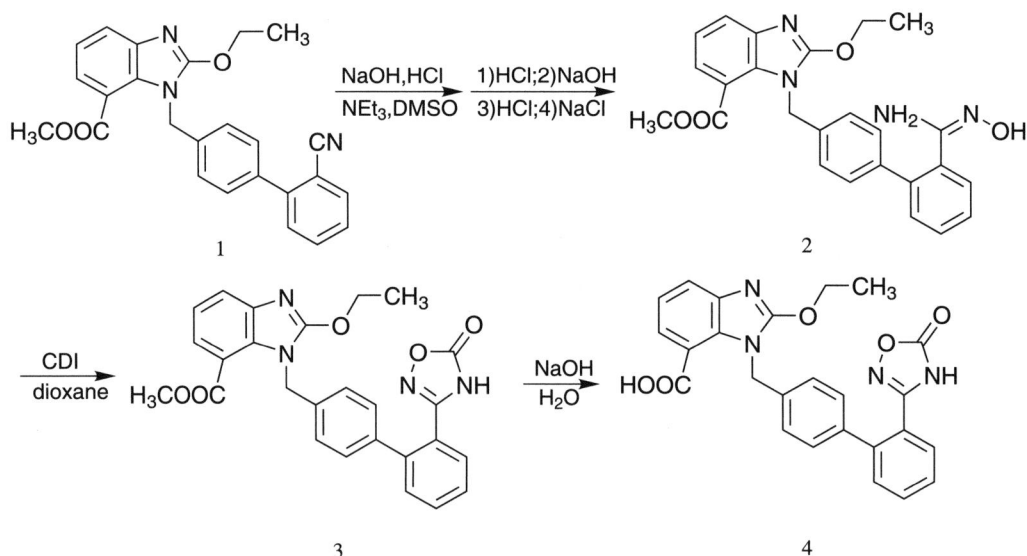

图 6-3　阿齐沙坦的合成路线图

参考文献

[1] 金学平,武莹浣.药物化学实验与实训 [M].北京:化学工业出版社,2009.

[2] 徐萍.药物化学实验 [M].北京:北京大学医学出版社,2010.

[3] 叶晓霞.药物化学模块实验教程 [M].北京:高等教育出版社,2015.

[4] 李柱来.药物化学实验指导 [M].厦门:厦门大学出版社,2014.

[5] 黄玉凤,唐丽娜.新型催眠药雷美替胺及其临床研究 [J].世界临床药物,2006,27(9):556-559.

[6] 叶敏,吕琳,徐啸晨.治疗失眠症新药雷美替胺 [J].中国新药杂志,2006,15(15):1309-1312.

[7] 蒋龙,夏正君,陈再新.雷美替胺的合成 [J].中国医药工业杂志,2009,40(3):161-164.

[8] 何姗,任会静,曹云云.盐酸瑞伐拉赞及其关键中间体的合成研究进展 [J].化学通报,2014,77(8):751.

[9] 孙政进,马玉卓,陈静波,等.盐酸瑞伐拉赞的合成 [J].中国医药工业杂志,2008,39(5):321-324.

[10] 丁兵,马玉卓,王延安,等.4-羟基-2-(4-氟苯胺)-5,6-二甲基嘧啶的合成 [J].广东药学与学报,2009,25(2):173-174.

[11] 束蓓艳,吴雪松,岑均达.阿齐沙坦的合成 [J].中国医药工业杂志,2010,41(12):881-883.

[12] 陈林.一种阿齐沙坦的制备方法 [P].中国:102766138,2012-11-07.

[13] 张连弟,朱玉成,陈琪,等.一种阿齐沙坦中间体及制备方法 [P].中国:102731408,2012-10-17.

[14] 傅凯敏.一种阿齐沙坦的制备方法 [P].中国:103242305,2013-08-14.

[15] 孙志国,王洪志,谈郭潮,等.一种阿齐沙坦中间体制备方法 [P].中国:102731491,2012-10-17.

附录

附表 1   常用酸碱试剂的密度和浓度

试剂名称	化学式	相对分子质量	密度 ρ/（g/ml）	质量分数 ω/%	物质的量浓度 c/（mol/L）
浓硫酸	H_2SO_4	98.08	1.84	96	18
浓盐酸	HCl	36.46	1.19	37	12
浓硝酸	HNO_3	63.01	1.42	70	16
浓磷酸	H_3PO_4	98.00	1.69	85	15
冰醋酸	CH_3COOH	60.05	1.05	99	17
高氯酸	$HClO_4$	100.46	1.67	70	12
浓氢氧化钠	NaOH	40.00	1.43	40	14
浓氨水	$NH_3 \cdot H_2O$	17.03	0.90	28	15

附表 2   常用有机化合物的物理常数

名称	相对分子质量	密度	熔点/℃	沸点/℃	折射率（n_D^{20}）	溶解度		
						水	乙醇	乙醚
苯	78.12	0.87865	5.5	80.1	1.5011	sl	∞	∞
苯胺	93.13	1.02173	−6.3	184.13	1.5863	sl	∞	∞
苯酚	94.11	1.0576	43	181.8	——	sl	s	s
苯甲醇	108.15	1.0419	−15.3	205.2	1.5396	4	∞	∞
苯甲酸	122.12	1.2659	122.4	249.6	1.504	sl	s	s
苯甲醛	106.13	1.0415	−26	178.1	1.5463	sl	∞	∞
苯乙烯	104.16	0.9096	−30.65	145.2	1.5468	i	s	s
苯乙酮	120.16	1.0281	20.5	202	1.53714	i	s	s
丙三醇（甘油）	92.11	1.2613	20	290 分解	1.4746	∞	∞	i
丙二酸二乙酯	160.17	1.0551	−48.9	199.3	1.4139	i	s	s
丙烯	42.08	0.5193（液）	−185.25	−47.4	1.3567（−70℃）	sl	s	s
丙酮	58.08	0.7899	−95.35	56.2	1.3588	∞	∞	∞
丙酸	74.08	0.993	−20.8	140.99	1.3869	∞	∞	s
丁醇	74.12	0.8098	−89.53	117.25	1.39931	sl	∞	∞
二甲胺	45.09	0.6804（0℃）	−93	7.4	1.350（17℃）	sl	s	s

名称	相对分子质量	密度	熔点 /℃	沸点 /℃	折射率（n_D^{20}）	溶解度		
						水	乙醇	乙醚
N,N-二甲基苯胺	121.18	0.9557	2.45	194.15	1.5582	sl	s	s
二苯胺	169.23	1.160（22℃）	54～55	302	——	i	s	s
1,2-二溴乙烷	187.87	2.1792	9.79	131.36	1.5387	sl	∞	∞
呋喃	68.08	0.9514	-85.65	31.36	1.4214	i	s	s
环己烷	84.16	0.77855	6.55	80.74	1.42662	i	∞	∞
环己酮	98.15	0.9478	-16.4	155.65	1.4507	sl	s	s
环己醇	100.16	0.9624	25.15	161.1	1.4641	sl	s	s
己烷	86.18	0.6603	-95	68.95	1.37506	i	s	s
己酸	116.16	0.9274	——	205.4	1.4163	sl	s	s
己醇	102.18	0.8136	-46.7	158	1.4078	sl	s	∞
甲苯	92.15	0.8699	-95	110.6	1.4961	i	∞	∞
甲基红	269.31	0.791	183	——	——	sl	s	sl
甲基橙	327.34	1.28	分解	——	——	sl	sl	sl
甲烷	16.04	0.5547（0℃）	-182.48	-164	——	sl	s	s
甲酸	46.03	1.22	8.4	100.7	1.3714	∞	∞	∞
甲醇	32.04	0.7914	-93.9	64.96	1.3288	∞	∞	∞
间苯二酚	110.11	1.2717	——	178	——	s	s	s
氯苯	112.56	1.1058	-45.6	132.2	1.5241	i	s	s
三氯甲烷	119.38	1.4832	-63.5	61.2	1.4459	i	∞	∞
氯化苄	126.59	1.1002	-39	179.3	1.5391	i	∞	∞
氯乙烯	62.50	0.9104	-153.8	-13.37	1.37	sl	s	s
氯乙烷	64.52	0.8978	-136.4	12.37	1.3673	sl	s	∞
萘	128.17	1.1623	80.5	217.9	——	i	s	s
α-萘酚	144.19	1.0989	96	288	1.6224	sl（热）	s	s
β-萘酚	144.19	1.28	123	295	——	sl	s	s
尿素	60.06	1.323	135	分解	1.484	s	s	i
尿酸	168.12	1.89	分解	分解	——	sl	i	i
叔丁醇	74.12	0.7887	25.5	82.2	1.3878	∞	∞	∞
硝基苯	123.11	1.2037	5.7	210.8	1.5562	sl	s	s
溴苯	157.02	1.495	-30.82	156	1.5597	i	s	s
乙二胺	60.11	0.8995	8.5	116.5	1.4568	s	∞	sl
草酸	90.04	1.900（17℃）	189.5	157（升华）	——	s	s	s
乙醚	74.12	0.7138	-116.2	34.5	1.3526	sl	s	
乙炔	26.04	0.6208(-82℃)	-84	-80.8	1.00051	i	s	s
乙酸酐	102.09	1.082	-73.1	139.55	1.39006		s	∞
乙烯	28.05	1.26	-169.2	-103.7	——	i	s	s

名称	相对分子质量	密度	熔点/℃	沸点/℃	折射率(n_D^{20})	溶解度		
						水	乙醇	乙醚
乙烯酮	42.04	——	−151	−56	——	分解	分解	sl
乙腈	41.05	0.7857	−45.72	81.6	1.34423	∞	∞	∞
乙酰水杨酸	180.17	1.35	135	——	——	分解（热）	s	s
乙酰苯胺	135.17	1.2190（15℃）	114.3	304	——	sl	s	s
乙酰氯	78.50	1.1051	−112	50.9	1.38976	分解	分解	∞
乙酸酐	60.05	1.0492	16.604	117.9	1.3716	∞	∞	∞
乙酸乙酯	88.12	0.9003	−83.578	7.06	1.3723	sl	∞	∞
乙酰乙酸乙酯	130.15	1.0282	< −45	180.4	1.4194	s	∞	∞
乙醇	46.07	0.7893	−117.3	78.5	1.3611	∞		∞
乙醛	44.05	0.7893（18℃）	−121	20.8	1.3316	∞	∞	∞
异丙醇	60.11	0.7855	−89.5	82.4	1.3776	∞	∞	∞
异丁醇	74.12	0.7982（25℃）	−108	108	1.3939	s	∞	∞
异戊醇	88.15	0.8092	−117.2	128.5	1.4053	sl	∞	∞
仲丁醇	74.12	0.8063	−114.7	99.5	1.3978	s	∞	∞

注：需注意以下内容。

（1）密度。对于固体、液体及液化的气体（标出"液"字）为20℃时的密度（g/ml）或20℃/4℃相对密度；对于气体则为标准状态下的密度（g/L）。特殊情况于括号内注明。

（2）熔点与沸点。如未注明，均指在常压时的温度。注明"分解""升华"者，表示该物质受热到相当温度时分解或升华。

（3）折射率。如未注明，一般表示为 n_D^{20} ，为20℃时对空气的折射率。D是指钠光灯中的D线（波长589.3nm）。

（4）溶解度。s为可溶，i为不容，sl为微溶，∞为混溶。温度条件在括号内注明，不注明者为常温。"分解"指遇溶剂分解。

（5）表中"——"表示暂无数据。